Mohammad Yarani

Cirurgia bariátrica em palavras simples

Mohammad Yarani

Cirurgia bariátrica em palavras simples

ScienciaScripts

Imprint

Cover image: www.ingimage.com

This book is a translation from the original published under ISBN 978-620-6-77415-0.

Publisher:
Sciencia Scripts
is a trademark of
Dodo Books Indian Ocean Ltd. and OmniScriptum S.R.L publishing group

120 High Road, East Finchley, London, N2 9ED, United Kingdom
Str. Armeneasca 28/1, office 1, Chisinau MD-2012, Republic of Moldova, Europe
Printed at: see last page
ISBN: 978-620-8-11347-6

Cirurgia bariátrica em palavras simples

Por

Dr. Mohammad Yarani

Cirurgião Metabólico e Bariátrico, Membro da Sociedade Americana de Cirurgia Metabólica e Bariátrica (ASMBS), Membro da Sociedade de Cirurgia Laparoscópica e Robótica (SLS)

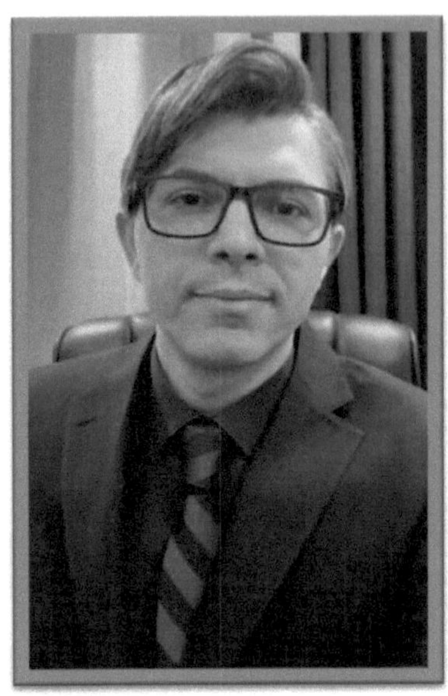

Dr. Mohammad Yarani

Cirurgião Metabólico e Bariátrico, Membro da Sociedade Americana de Cirurgia Metabólica e Bariátrica (ASMBS), Membro da Sociedade de Cirurgia Laparoscópica e Robótica (SLS)

Conteúdo

Capítulo I

Uma visão geral das cirurgias bariátricas

Introdução

A cirurgia de perda de peso é conhecida como cirurgia de emagrecimento, cirurgia de obesidade e cirurgia bariátrica. Este procedimento reduz o tamanho do estômago e, com as alterações que cria no sistema digestivo, faz com que o seu corpo absorva menos alimentos. De acordo com a Sociedade Americana de Cirurgia Metabólica e Bariátrica, em 2020, cerca de 200.000 americanos foram submetidos a cirurgia bariátrica. Esta estatística mostra a crescente prevalência de cirurgias de perda de peso.

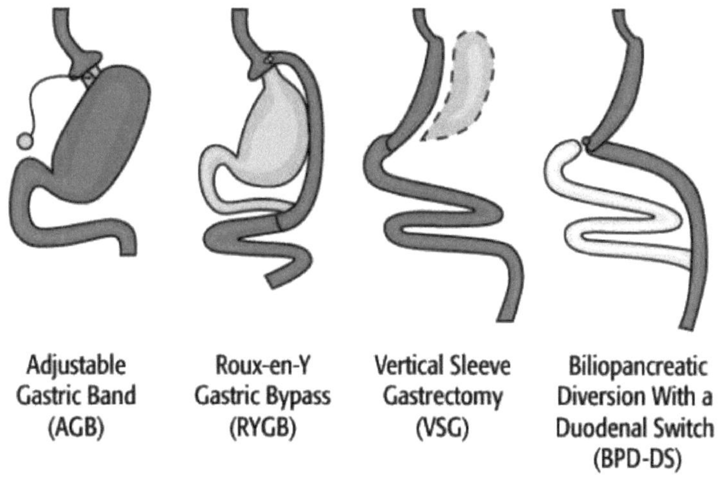

Figura 1. O que é a cirurgia bariátrica?

Cirurgia para perda de peso

Os tipos mais comuns de cirurgia para perda de peso incluem o sleeve gástrico, o mini bypass gástrico e o bypass gástrico clássico, e todos os procedimentos são normalmente efectuados sob anestesia geral.

Atualmente, a maioria das cirurgias de perda de peso são realizadas por laparoscopia. No método laparoscópico, o cirurgião bariátrico faz pequenas incisões no abdómen e insere um tubo inflexível para que possa ver o interior do abdómen durante a operação. Nos últimos anos, os procedimentos de emagrecimento tornaram-se bem conhecidos e estabelecidos entre as pessoas com excesso de peso e consideradas obesas.

O que é a obesidade?

Quem é considerado obeso?

- Uma pessoa obesa é definida como tendo um índice de massa corporal igual ou superior a 30;
- O índice de massa corporal fornece uma boa estimativa da gordura corporal;
- Para determinar o seu índice de massa corporal (IMC), deve dividir o seu peso em quilogramas pelo quadrado da sua altura em metros.

Tipos de cirurgia de perda de peso

Os tipos de cirurgia de perda de peso incluem:

- Cirurgia de manga gástrica;
- Bypass gástrico clássico;
- Mini Bypass Gástrico ou Bypass Ómega;
- A banda gástrica ou anelamento, que é um dos métodos de cirurgia bariátrica desactualizados.

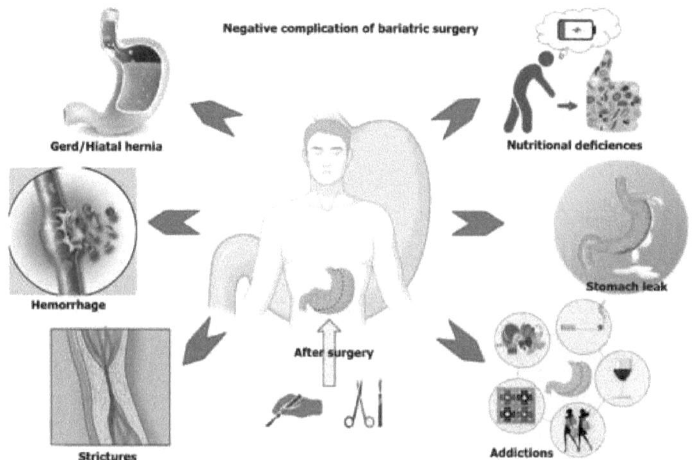

Figura 2. Eficácia a longo prazo, resultados e complicações da cirurgia bariátrica

Laxidez e flacidez da pele após cirurgia de perda de peso

A cirurgia de perda de peso pode ajudar as pessoas obesas a perder o excesso de peso. A perda de peso leva à melhoria da saúde e da qualidade de vida, mas pode provocar o afrouxamento e a queda da pele, o que é uma complicação desagradável.

A razão da flacidez da pele após a cirurgia bariátrica

Porque é que a pele fica solta após a cirurgia bariátrica?

- A pele é flexível, a perda rápida de peso não dá tempo aos órgãos para se contraírem e regressarem ao seu estado original e, quanto mais a pele for esticada, menos elasticidade e flexibilidade terá;
- Nas pessoas obesas, existe uma camada espessa de gordura que puxa a pele. Ao perder muito peso, a espessura do tecido adiposo diminui, mas a pele tem uma capacidade limitada de se adaptar a isso, o que faz com que a pele se solte e caia.

Métodos de prevenção e remoção da flacidez da pele após a cirurgia

Os métodos utilizados para apertar a pele após a cirurgia de perda de peso incluem:

- Dieta rica em proteínas;
- Utilização adequada das fibras;
- Manter o corpo hidratado, bebendo muita água;
- Utilização de medicamentos como os medicamentos para o colagénio;
- Desportos de força;
- Utilizar cremes e loções;
- Os tratamentos a laser para apertar a pele e a utilização de dispositivos HIFU na altura certa podem reduzir as estrias e a flacidez da pele;
- Contorno corporal com métodos cirúrgicos sob anestesia geral.

Perder peso vale a pena.

Sim, vale a pena perder peso. Os avanços da medicina são ferramentas poderosas para o tornar mais feliz e melhorar a sua qualidade de vida. Benefícios psicológicos positivos, ser saudável e sentir-se bem consigo próprio e autoconfiança, tratamento de doenças relacionadas com a obesidade, como a diabetes e a hipertensão arterial, são todos benefícios da cirurgia bariátrica. Além disso, as pessoas com problemas de mobilidade podem percorrer distâncias mais longas se perderem peso. Porque a obesidade exerce pressão sobre as articulações dos joelhos e das costas e provoca artrite. Os benefícios superam em muito os desafios do procedimento, por isso, sim, vale a pena fazer a cirurgia bariátrica.

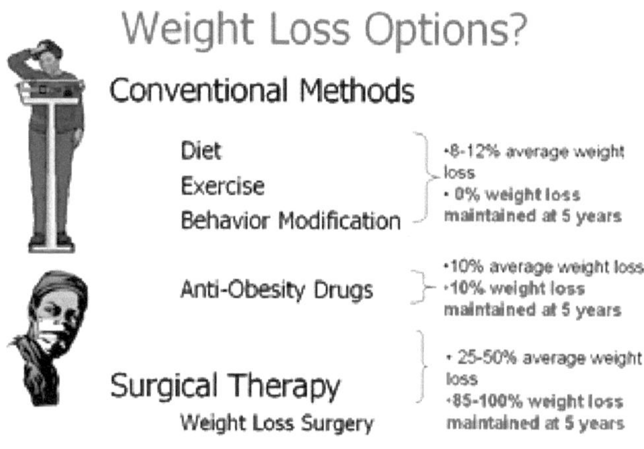

Figura 3. Centro de cuidados bariátricos abrangentes

A cirurgia de perda de peso provoca alergias?

A alergia não tem nada a ver com a cirurgia bariátrica. Para além de melhorar doenças como a diabetes tipo 2 e a hipertensão arterial, o tratamento da obesidade pode reduzir problemas respiratórios como as alergias sazonais e a apneia do sono. Com o tempo, descobrirá quais os alimentos certos para o seu corpo e habituar-se-á ao seu novo normal.

Como é que a cirurgia bariátrica ajuda a saúde do coração

- Com a perda de peso e um IMC mais baixo, a quantidade de bombeamento do coração diminui e é aplicada menos pressão nas paredes do coração e nas paredes dos vasos. Por conseguinte, o coração fica saudável, a tensão arterial é tratada e o risco de insuficiência cardíaca ou de acidente vascular cerebral é reduzido;
- No tecido adiposo visceral, existem oxidantes e radicais livres que afectam diretamente o músculo cardíaco e os vasos cardíacos, e estas substâncias tóxicas na gordura podem causar diretamente a destruição da parede dos vasos cardíacos. Consequentemente, ao

reduzir a gordura, o volume destas substâncias tóxicas no corpo diminui e protege o coração;

- Ao reduzir o peso, as dores nas articulações e nas costas diminuem e permitem-lhe movimentar-se mais. Aumentar o movimento é um exercício saudável para o seu coração;
- Quando se perde o excesso de peso, a pressão sobre os pulmões e as vias respiratórias, bem como as interrupções respiratórias causadas pela apneia do sono, são reduzidas. Isto não só reduz o risco de ataques cardíacos, como também oferece a possibilidade de reduzir o uso de medicamentos na maioria dos casos.

Com o aumento do número de pessoas obesas nas sociedades avançadas, a necessidade de cirurgia da obesidade aumentou significativamente na maioria das sociedades, em comparação com o que acontecia anteriormente. Naturalmente, os métodos menos arriscados, como o regime de exercício e as alterações comportamentais e de estilo de vida, têm prioridade em relação à cirurgia.

De acordo com as últimas estatísticas do Ministério da Saúde em 1997, cerca de 29 milhões de pessoas no Irão sofrem de obesidade e excesso de peso e mais de um milhão de pessoas necessitam de cirurgia da obesidade. Além disso, a prevalência da obesidade nas mulheres e nos jovens iranianos está a aumentar. As estatísticas indicam uma duplicação do número de mortes devido à obesidade e ao excesso de peso no Irão.

Assim, as cirurgias bariátricas não são procedimentos estéticos e são realizadas para melhorar doenças metabólicas como a diabetes, a tensão arterial e os lípidos no sangue, e para melhorar a qualidade e a esperança de vida.

Para quem é adequada a cirurgia bariátrica?

A cirurgia é recomendada para doentes com um IMC ≤ 40 sem qualquer doença subjacente ou com um IMC superior a 35 e com doenças subjacentes relacionadas com a obesidade. As doenças subjacentes relacionadas com a obesidade são doenças como a diabetes, a tensão arterial, a artrite, a apneia do sono, a infertilidade e outras doenças semelhantes. O cálculo do IMC obtém-se dividindo o peso em quilogramas pela altura multiplicada por dois em metros.

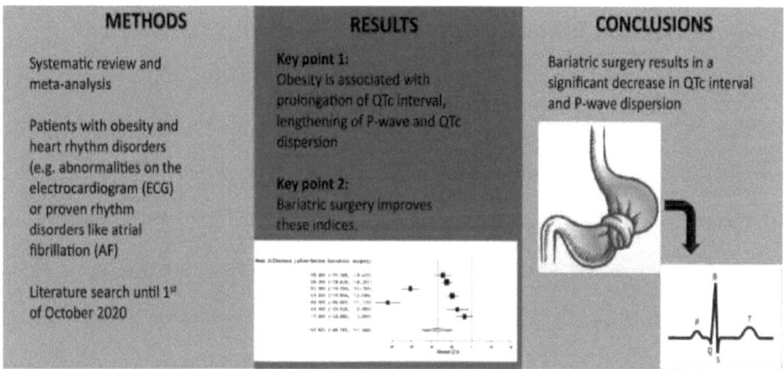

Figura 4. Efeitos da Cirurgia Bariátrica nos Distúrbios do Ritmo Cardíaco

Cirurgia bariátrica laparoscópica ou minimamente invasiva

As cirurgias bariátricas são geralmente realizadas por laparoscopia ou de forma minimamente invasiva. Ao contrário do que acontecia no passado, quando as cirurgias eram realizadas com grandes incisões na linha média, no mundo atual, estes procedimentos podem ser realizados minimamente através de várias pequenas incisões de 1-2 cm. Geralmente, o internamento não será superior a um ou dois dias, e o período de recuperação durará normalmente entre 7 e 10 dias.

Existem várias e numerosas cirurgias. Não existe uma única cirurgia que seja adequada para toda a gente. Com base no estado do doente e nos seus antecedentes familiares - exames pré-operatórios - endoscopia pré-operatória - o cirurgião e o doente decidem em conjunto qual o método cirúrgico a escolher.

Antes de qualquer intervenção cirúrgica, o doente deve ser visitado várias vezes pelo cirurgião e pelos especialistas do doente. Durante as visitas pré-operatórias, o cirurgião dá explicações adequadas ao doente sobre as complicações da doença, os riscos, os benefícios e o curso do tratamento.

Quem são os candidatos adequados para a cirurgia bariátrica?

A cirurgia é recomendada para doentes com um IMC ≤ 40 sem qualquer doença subjacente ou com um IMC superior a 35 e com doenças subjacentes relacionadas com a obesidade. As doenças subjacentes relacionadas com a obesidade são doenças como o açúcar no sangue, a tensão arterial, a artrite e outras doenças semelhantes. Quanto às pessoas que necessitam de cirurgia, apenas o IMC não é decisivo. De facto, as condições mencionadas são uma condição necessária, mas não uma condição suficiente. Outras condições que precisam de ser cumpridas são as seguintes:

- Tentativas repetidas de métodos menos arriscados, como dieta e exercício físico, que falharam;
- O doente não deve ter uma perturbação mental que exija tratamento ou hospitalização;
- Deve ser evitado qualquer abuso de drogas ou álcool.

O consumo de suplementos nutricionais e as visitas periódicas a vários especialistas, a realização de exames e de ecografias requerem fontes de rendimento suficientes e, por isso, uma pessoa suficientemente pobre para não poder suportar estes custos não deve submeter-se à cirurgia bariátrica. Porque os cuidados periódicos após a operação são tão importantes quanto a própria cirurgia bariátrica.

Que tipo de cirurgia bariátrica é adequada para mim?

A escolha do método cirúrgico para si é feita através de uma entrevista com o doente e da análise do padrão alimentar do doente (comer doces, petiscar ou aumentar o volume), por outro lado, os resultados da endoscopia, a história de doenças anteriores e familiares - doenças subjacentes como a diabetes e a tensão arterial e outros factores também são eficazes neste campo. De facto, o tipo de cirurgia não é algo que se dite ao cirurgião para fazer ou que se obrigue o cirurgião a aceitar. A decisão sobre a cirurgia é uma decisão bidirecional com a participação simultânea do doente e do médico. O cirurgião não deve insistir na realização de um tipo específico de cirurgia e deve estar apto a realizar todos os tipos de cirurgias bariátricas e metabólicas.

As cirurgias efectuadas para reduzir o peso são geralmente práticas com alterações no sistema digestivo. A simples remoção do excesso de gordura do abdómen, das coxas ou das ancas através de lipoaspiração, abdominoplastia, etc. não tem qualquer papel no controlo do açúcar no sangue, da pressão arterial ou na perda de peso a longo prazo. De facto, o volume e a absorção dos alimentos devem ser reduzidos para que o doente perca peso.

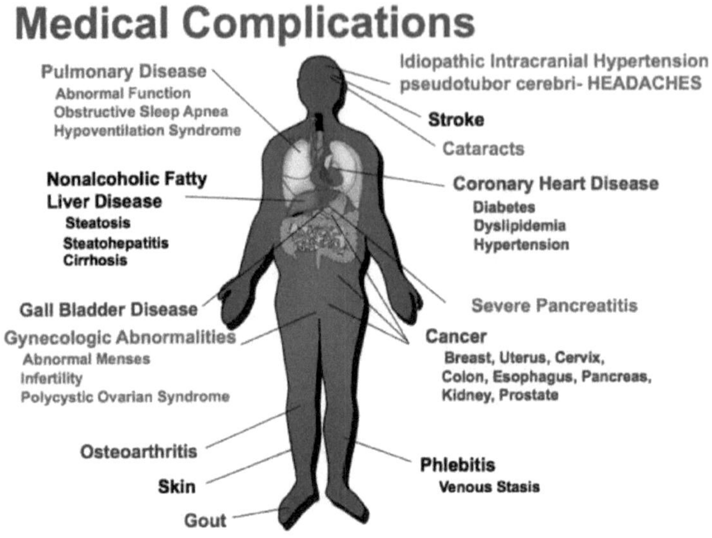

Figura 5. Cirurgia Bariátrica (Obesidade Mórbida)

O conjunto de cirurgias realizadas no domínio da perda de peso é designado por bariátrica. Esta cirurgia é utilizada quando as actividades desportivas e a dieta adequada não funcionam e as pessoas enfrentam problemas graves devido ao excesso de peso. Existem vários tipos de cirurgia bariátrica, sendo a mais importante e comum a cirurgia de bypass gástrico. Atualmente, as cirurgias de emagrecimento incluem procedimentos importantes que têm menos efeitos secundários e riscos. Para garantir um maior sucesso e a longo prazo das cirurgias de emagrecimento, para além de alterações permanentes na dieta, deve praticar actividades desportivas.

Como efetuar cirurgias bariátricas

Bariátrica é um conjunto de cirurgias que são realizadas no âmbito da perda de peso. Entre os tipos de cirurgias, podemos citar a manga gástrica, o anel gástrico e o balão gástrico. Todos estes métodos provocam a perda de peso de duas formas.

- Técnicas de limitação;
- Técnicas combinadas (limitação + má absorção).

As cirurgias restritivas são aquelas que provocam a perda de peso apenas através da limitação da quantidade de alimentos que entram no estômago. As cirurgias de manga gástrica e banda gástrica estão entre os métodos restritivos.

Nas cirurgias combinadas, como o bypass gástrico, o volume é reduzido pela remoção de uma parte do estômago e uma parte do intestino é separada, e a absorção é menor. As cirurgias bariátricas são classificadas como procedimentos não-invasivos. Isso significa que não são feitas grandes incisões no corpo do paciente para realizá-las. O cirurgião realiza as medidas necessárias para tratar a obesidade através de laparoscopia e fazendo várias incisões muito pequenas. Normalmente, as cirurgias de perda de peso requerem algumas horas e, depois disso, o paciente é transferido para a sala de recuperação para cuidados pós-operatórios.

As pessoas autorizadas a efetuar uma cirurgia bariátrica devem ter mais de 45 kg de peso, sofrer de doenças causadas pela obesidade, ter problemas físicos e de movimento graves. Todos estes casos provocam uma morte prematura e súbita. Por isso, em algumas pessoas com caraterísticas elevadas, a cirurgia bariátrica deve ser efectuada. A duração da hospitalização do paciente após a cirurgia bariátrica para perda de peso é de três a cinco dias, que é determinada de acordo com a condição do paciente.

Critérios importantes para a cirurgia bariátrica

As cirurgias de emagrecimento são a opção certa para as pessoas com obesidade que não conseguiram perder peso através de vários métodos, como dietas de emagrecimento, actividades físicas e tratamentos medicamentosos, bem como as cirurgias de emagrecimento para as pessoas que sofrem de obesidade e a sua saúde está relacionada com problemas graves, como a apneia obstrutiva do sono e a diabetes de tipo 2, é uma opção de tratamento adequada. Naturalmente, existem outros critérios importantes para a perda de peso, que discutiremos de seguida.

Um dos critérios importantes para a cirurgia de perda de peso é um IMC igual ou superior a 40 ou um IMC igual ou superior a 35, que é acompanhado por doenças subjacentes como a tensão arterial elevada, a diabetes e a apneia grave.

São considerados critérios importantes e primários para a cirurgia de emagrecimento as pessoas que têm um historial de obesidade e excesso de peso há mais de 5 anos e que não conseguem utilizar diferentes métodos para perder peso. Se a pessoa satisfizer os critérios importantes para a cirurgia de emagrecimento, o passo seguinte é realizado sob a avaliação de uma equipa profissional e atenciosa.

As equipas de cuidados são compostas por médicos, psicólogos, cirurgiões, dietistas, etc., que avaliam a pessoa em termos de saúde física e mental, nutrição e peso. Após análise e avaliação de cada um dos casos acima referidos, é determinado qual o método de cirurgia de emagrecimento adequado e com maior taxa de sucesso e menos complicações para o paciente.

Razões importantes para a cirurgia bariátrica de perda de peso

A razão mais importante e comum para a cirurgia de perda de peso é ajudar as pessoas que sofrem de obesidade a perder peso. Se o peso das pessoas obesas não for eficaz através de vários métodos de emagrecimento e de perda de peso e se o seu peso não diminuir, a sua saúde irá enfrentar problemas graves.

Os problemas mais importantes que ameaçam a saúde das pessoas com excesso de peso incluem coisas como doenças cardíacas, acidentes vasculares cerebrais, doença do refluxo gastroesofágico, hipertensão arterial, diabetes tipo 2 e apneia do sono grave. A cirurgia bariátrica de perda de peso é recomendada apenas para as pessoas que não obtiveram bons resultados depois de tentarem diferentes métodos de perda de peso.

As cirurgias de emagrecimento não são iguais para todas as pessoas, apenas quem tem as condições necessárias para a cirurgia de emagrecimento deve ter em conta as instruções médicas necessárias e depois preparar-se para a cirurgia de emagrecimento e perda de peso. Se é uma das pessoas elegíveis para a cirurgia de emagrecimento, deve efetuar vários testes de rastreio. Além disso, para ter um peso ideal e constante, inclua mudanças permanentes na sua vida.

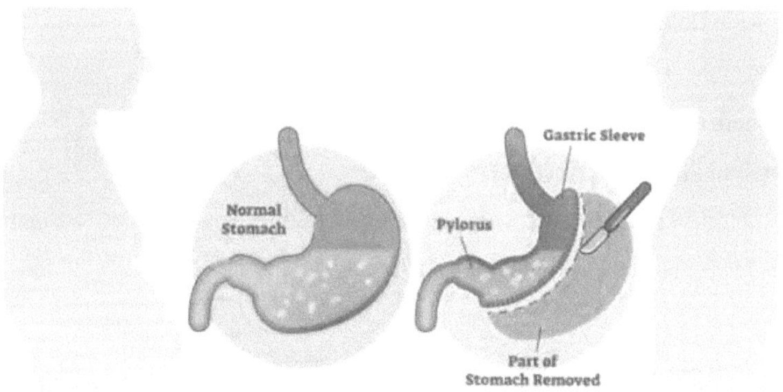

Figura 6. O que é a cirurgia bariátrica?

Uma das razões importantes para realizar procedimentos de perda de peso é seguir um programa de longo prazo que inclui estilo de vida, comportamento e condição física, nutrição, pelo médico, que após os exames, o melhor método de perda de peso e cirurgia para perder peso é anunciado ao paciente.

A cirurgia bariátrica é um conjunto de cirurgias de emagrecimento que são consideradas como uma opção de tratamento adequada para pessoas que sofrem de obesidade excessiva e não conseguiram perder peso e atingir o seu corpo ideal através de vários métodos de dieta e actividades desportivas. E é escolhida por um médico especialista.

No caso das cirurgias de emagrecimento, é preferível ter cuidados antes e depois da mesma, para que não surjam problemas para a pessoa durante a cirurgia de emagrecimento. Devido ao facto de a cirurgia de emagrecimento ser um método para estar em forma e atingir um peso ideal, não pode ser utilizada por todas as pessoas como uma escolha adequada e tratamento da obesidade excessiva. Não deixe de consultar um médico especialista em cirurgia de emagrecimento antes de escolher qualquer tipo de método de emagrecimento e escolha o melhor método de cirurgia de emagrecimento com a sua ajuda e orientação.

Procedimentos de cirurgia bariátrica

1. Cirurgia bariátrica restritiva

O método cirúrgico restritivo reduz o tamanho e o volume do estômago em 75% e reduz a secreção das hormonas do apetite.

2. Cirurgia bariátrica de má absorção

A cirurgia malabsortiva limita a absorção de nutrientes contornando parte do intestino delgado.

3. Cirurgias malabsortivas/restritivas

O procedimento de cirurgia malabsortiva/restritiva torna o seu estômago mais pequeno e também contorna parte do seu aparelho digestivo, o que significa que come menos comida e o seu corpo absorve menos calorias.

Tipos de métodos comuns de cirurgia bariátrica

Os tipos de métodos comuns de cirurgia bariátrica incluem:

- Manga gástrica ou Manga gástrica;
- Cirurgia de mini bypass (bypass anastomótico único ou bypass ómega);
- Bypass gástrico clássico.

O que é a cirurgia bariátrica?

A cirurgia bariátrica é algo mais do que um termo comum que é geralmente utilizado para muitos tipos de cirurgia de perda de peso. Estas cirurgias fazem alterações no seu sistema digestivo para perder peso. Limitam a quantidade de alimentos que pode ingerir ou reduzem a sua capacidade de absorver nutrientes e, nalguns casos, ambos. Estes tipos de cirurgias são efectuados quando as dietas ou os programas de exercício não são benéficos para a pessoa e esta tem uma doença grave devido ao seu peso. O bypass gástrico é o tipo mais comum de cirurgia bariátrica e é preferido pela maioria dos cirurgiões porque normalmente tem menos complicações do que outras cirurgias de perda de peso.

Estas cirurgias acarretam geralmente alguns riscos e efeitos secundários, e o doente tem de fazer alterações permanentes na sua dieta e planear um programa de exercício consistente para garantir o sucesso a longo prazo da cirurgia bariátrica.

Gastric Banding *(Restrictive procedure)*

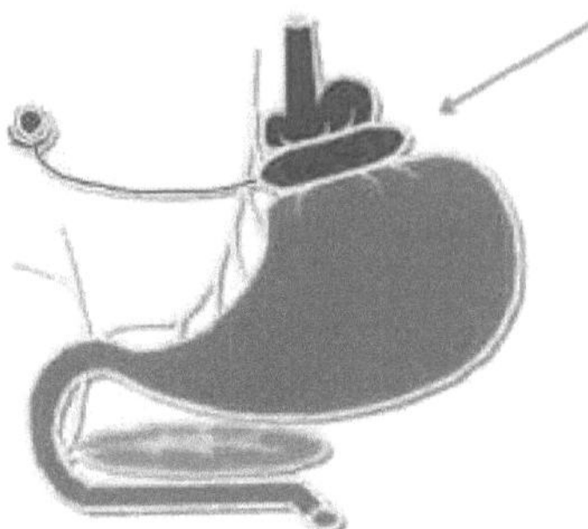

The uppermost area of the stomach is encircled by a band which prevents expansion circumferentially – this section is then injected with saline on a routine basis and results in adjustment of the band until patient achieves optimum appetite control and satiety.

Figura 7. Uma revisão sobre a cirurgia bariátrica

Tipos de perda de peso / cirurgias bariátricas

- Desvio biliopancreático com switch duodenal (BPD/DS);
- Gastroplastia endoscópica em manga;
- Bypass gástrico (Y de Roux);
- Balão intra-gástrico;
- Gastrectomia em manga;
- Desvio biliopancreático com switch duodenal (BPD/DS).

Diz-se que este método ou processo de perda de peso é menos comum e tem dois passos importantes.

O passo inicial é também designado por gastrectomia em manga, em que oitenta por cento do estômago do doente é removido e é criado um estômago muito mais pequeno em forma de tubo. A válvula pilórica, que liberta os alimentos para o intestino delgado, permanece junto à parte do intestino delgado que normalmente se liga ao estômago.

O segundo e último passo é o desvio da maior parte do intestino para o duodeno, que está localizado perto do estômago. Estas cirurgias são

efectuadas uma única vez, reduzem a quantidade de alimentos consumidos e também limitam a absorção de nutrientes, que geralmente incluem gorduras e proteínas.
Esta cirurgia é maioritariamente realizada em conjunto, mas raramente em alguns casos, como duas grandes cirurgias, primeiro a gastrectomia em manga e, após a perda de peso, o bypass intestinal. Este método tem mais riscos, mesmo que os resultados sejam efectivos. Por conseguinte, para evitar quaisquer acontecimentos adversos, esta cirurgia é recomendada para doentes cujo índice de massa corporal (IMC) seja superior a 50.

Gastroplastia endoscópica em manga

Um dos mais recentes tipos de cirurgia para perda de peso é a gastroplastia endoscópica em manga. Neste método, o tamanho do estômago do doente é reduzido com a ajuda de um dispositivo de sutura endoscópica. Esta cirurgia é recomendada quando o índice de massa corporal de uma pessoa é igual ou superior a 30 e o seu plano de dieta e exercício não produziu resultados. Observa-se uma perda de peso significativa através da operação de gastroplastia endoscópica em manga porque a cirurgia limita a ingestão de alimentos e, além disso, a operação é menos invasiva e a taxa de complicações também é menor.

Bypass gástrico: (Roux-en-Y)

A cirurgia de bypass gástrico é também designada por bypass gástrico em Y de Roux. Neste procedimento, uma pequena bolsa no estômago é ligada diretamente ao intestino delgado, pelo que, uma vez engolida, a comida passa através da pequena bolsa do estômago para o intestino delgado sem passar pela maior parte do estômago e pela primeira parte do intestino delgado. Este método é o método de perda de peso mais comum seguido em todo o mundo e, como qualquer cirurgia de perda de peso, este método também é efectuado quando a dieta e o programa de exercício não são adequados para o doente.

Balão intra-gástrico

Nesta cirurgia de perda de peso, um balão feito de silicone é fixado no estômago. Isto ajuda o doente a perder peso porque a quantidade de comida ingerida é limitada. E faz com que a pessoa se sinta saciada mesmo ingerindo pequenas porções.

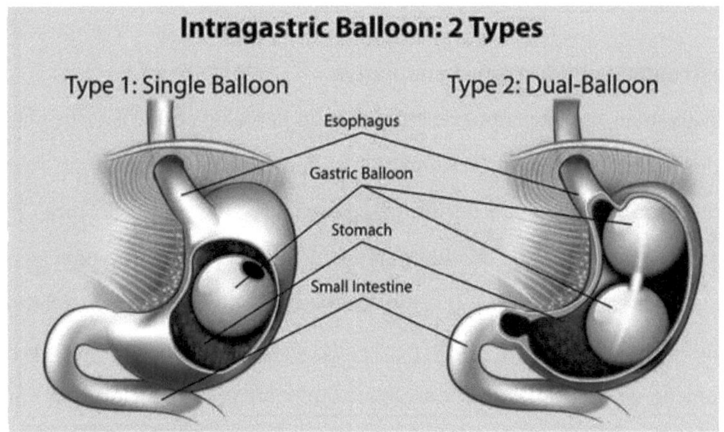

Figura 8. Inserção de um balão gástrico Tratamento

Cirurgia de manga

A gastrectomia em manga é uma cirurgia de perda de peso também conhecida como gastrectomia vertical em manga. Esta cirurgia é efectuada através de um procedimento laparoscópico, no qual são utilizados pequenos instrumentos para fazer várias incisões na parte superior do estômago. Neste método, cerca de oitenta por cento do estômago é removido. É criado um pequeno estômago em forma de tubo, com o tamanho e a forma de uma banana. Neste método, são efectuadas alterações hormonais para ajudar a perder peso. Estas hormonas não só promovem a perda de peso, como também ajudam a aliviar condições como a tensão arterial elevada ou qualquer doença cardíaca comum associada a problemas de peso.

A cirurgia bariátrica é adequada para si?

As cirurgias bariátricas podem não ser adequadas para toda a gente e, por isso, só são realizadas se houver uma ameaça grave para a saúde ou um obstáculo para o doente devido ao seu excesso de peso. Este procedimento não é recomendado como um procedimento estético porque pode causar sérios riscos e complicações.

Desvio biliopancreático com switch duodenal (BPD/DS)

Este procedimento é efectuado quando uma pessoa corre o risco de sofrer de um problema de saúde potencialmente fatal, como por exemplo

- Doença cardíaca;
- Tensão arterial elevada;
- Colesterol elevado;
- Apneia do sono grave;
- Diabetes tipo 2;
- Acidente vascular cerebral.

Este procedimento não é adequado para todas as pessoas obesas, pelo que são efectuados procedimentos de rastreio para determinar se é ou não um candidato adequado para esta cirurgia.

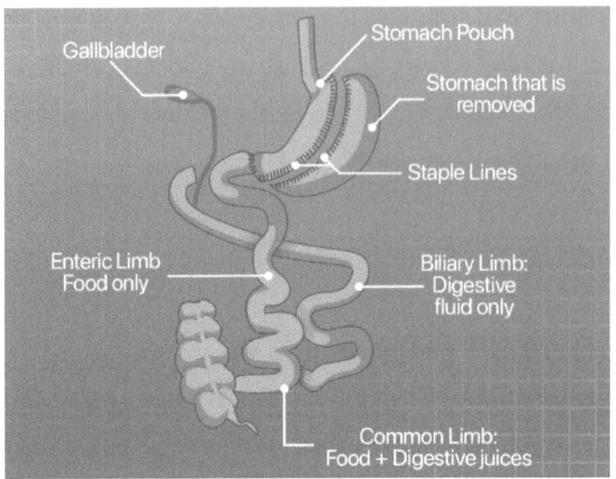

Figura 9. Derivação Biliopancreática com Duodenal Switch

Gastroplastia endoscópica em manga

Este método é frequentemente utilizado para os candidatos cujo IMC é igual ou superior a 30. Este método é recomendado apenas nos casos em que não se conseguiu controlar o peso depois de se ter tentado controlar o peso através de exercício e dieta. Para ser considerado candidato a esta cirurgia, o doente deve estar disposto a manter um estilo de vida saudável e a efetuar exames regulares, bem como a participar em terapia comportamental. Este procedimento não é adequado para pessoas que tenham tido hemorragias gastrointestinais ou uma hérnia hiatal superior a três centímetros, ou para pessoas que tenham sido submetidas a uma cirurgia abdominal anterior.

Bypass gástrico

A cirurgia de bypass gástrico destina-se geralmente a pessoas que:

- Índice de massa corporal igual ou superior a 40;

- Um IMC de trinta e cinco a trinta e nove, com problemas de saúde como diabetes de tipo 2, tensão arterial elevada ou apneia do sono grave;
- Nalguns casos raros, se a pessoa tiver vários problemas físicos, a cirurgia é efectuada mesmo que o seu IMC seja de trinta a trinta e quatro.

Balão intra-gástrico

Este método é geralmente adequado para pessoas que:

- Tem um índice de massa corporal entre 30 e 40?
- Disposto a adotar um estilo de vida saudável e a participar na terapia comportamental.
- Não ter sido submetido a uma cirurgia gástrica ou esofágica prévia.

Cirurgia de manga

Este método destina-se geralmente a pessoas que:

- Índice de massa corporal igual ou superior a 40 (obesidade grave);
- Um IMC de trinta e cinco a trinta e nove está associado a problemas de saúde como a diabetes tipo 2, a tensão arterial elevada ou a apneia do sono grave;
- Nalguns casos raros, se tiver vários problemas físicos, a cirurgia é efectuada mesmo que o seu IMC seja de trinta a trinta e quatro.

Riscos e complicações da cirurgia bariátrica

- Desvio biliopancreático com switch duodenal (BPD/DS);
- Os factores de risco para a DBP/DS incluem os seguintes;
- Hemorragia excessiva;
- Infeção;
- Reação adversa à anestesia;
- Coagulação do sangue;

- Problemas pulmonares ou respiratórios;
- Fugas no trato digestivo.

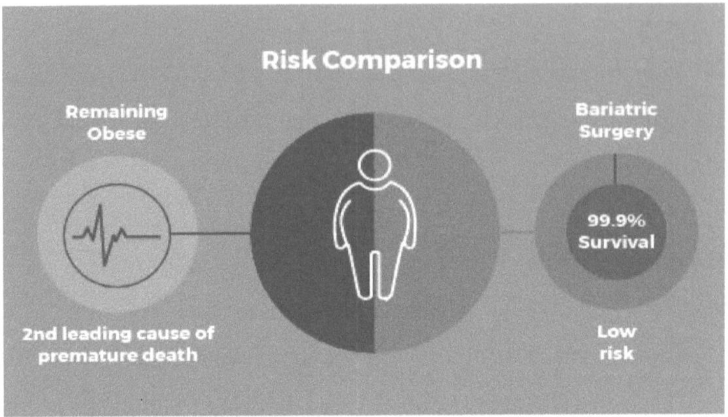

Figura 10. Segurança e riscos da cirurgia bariátrica

Os riscos a longo prazo incluem

- Ileus;
- Síndrome de dumping;
- Cálculos biliares;
- Hérnia;
- Diminuição do açúcar no sangue;
- Desnutrição;
- Perfuração do estômago;
- Ferida;
- Vómito.

Gastroplastia endoscópica em manga

Este método é geralmente considerado mais seguro do que outras cirurgias bariátricas. Sintomas como dor e náuseas podem ser observados durante alguns dias, que são facilmente resolvidos com medicamentos anti-náuseas e analgésicos. A maioria das pessoas recupera no prazo de dois a três dias. Embora este procedimento não seja temporário, é reversível. No entanto, como esta cirurgia é um procedimento completamente novo, os seus efeitos e riscos a longo prazo não são conhecidos.

Bypass gástrico

Riscos como hemorragia excessiva, infeção, reacções adversas à anestesia, coágulos sanguíneos, problemas pulmonares e fugas gastrointestinais são alguns dos problemas a curto prazo. A obstrução intestinal, a diarreia, as náuseas, os vómitos, os cálculos biliares, a hérnia, a hipoglicemia, a desnutrição, a úlcera e a perfuração do estômago são complicações de saúde a longo prazo.

Balão intra-gástrico

Um terço das pessoas é afetado por dores e náuseas uma vez após a operação. Mas estes sintomas duram apenas alguns dias e podem ser aliviados com medicação. A substituição do balão intra-gástrico e a sua remoção são muito raras. Existe a possibilidade de o balão esvaziar, o que pode tornar-se um perigo e causar um bloqueio que requer outra cirurgia. Podem também ocorrer algumas possibilidades raras, como ulceração ou perfuração do abdómen.

Que resultados se podem esperar?

Para cada tipo de cirurgia bariátrica, os resultados variam da seguinte forma:

- **Desvio biliopancreático com switch duodenal (BPD/DS)**

Pode haver uma perda de peso de setenta a oitenta por cento durante os primeiros dois anos. Mas a perda de peso depende inteiramente de mudanças no estilo de vida pessoal. Além disso, outros problemas de saúde relacionados com a obesidade são resolvidos.

Gastroplastia endoscópica em manga

Esta cirurgia pode resultar numa perda de peso significativa. E os estudos mostraram que 17,8 kg para uma pessoa com um índice de massa corporal de trinta e oito é reduzido em apenas seis meses e dezanove quilos em cerca de doze meses, e cerca de trinta e três quilos numa pessoa que tem um índice de massa corporal em seis meses. Ele teve quarenta e cinco.

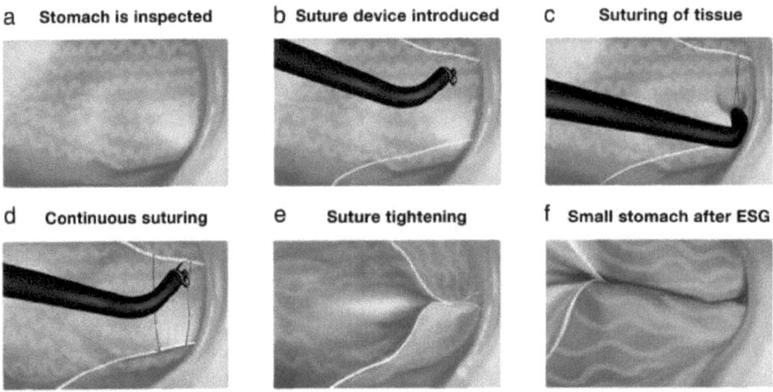

Figura 11. Passos da gastroplastia endoscópica em manga

Bypass gástrico

Este método ajuda a perder peso a longo prazo. A quantidade de perda de peso depende da cirurgia, bem como das mudanças no estilo de vida. Uma pessoa pode apresentar uma perda de peso de até sessenta por cento em apenas dois anos após a cirurgia.

Balão intra-gástrico

Esta cirurgia faz com que a pessoa se sinta cheia mesmo com porções muito pequenas. Assim, a pessoa tende a comer menos do que antes. As alterações hormonais causadas pelo apetite também são controladas. Dez a quinze por cento da perda de peso pode ser observada em apenas meio ano.

Cirurgia de manga

Esta cirurgia revela uma grande perda de peso de até sessenta por cento, que pode ser mantida se um estilo de vida saudável, dieta e exercício forem alterados.

Estas cirurgias estão cobertas pelo seguro?

A cirurgia bariátrica é dispendiosa. O custo depende de vários factores, tais como os seguintes

- O tipo de cirurgia foi selecionado;
- Honorários do cirurgião;
- Hospital selecionado;
- Ferramentas utilizadas;
- Aconselhamento;
- Anestesia;
- Passos de acompanhamento.

A cobertura do seguro depende do modo de obesidade escolhido pela pessoa.

Como é que posso manter o meu peso após a cirurgia bariátrica?

O sucesso da cirurgia bariátrica depende, em grande parte, das mudanças comportamentais e de estilo de vida que o doente adopta após a cirurgia. Os doentes devem seguir cuidadosamente o plano de dieta prescrito pelo nutricionista e também tomar medidas para mudar a sua atitude em relação à alimentação e ao exercício.

Dieta antes da cirurgia

Um cirurgião bariátrico pode prescrever um objetivo e um plano de perda de peso a atingir antes da cirurgia. Esta perda de peso ajuda a reduzir o excesso de gordura à volta do fígado, bem como na zona abdominal, para reduzir a possibilidade de complicações. Se não atingir o objetivo de peso prescrito, o médico pode decidir adiar o procedimento.

Plano de dieta (antes da cirurgia)

Estas instruções podem variar de pessoa para pessoa e dependem também do tipo de cirurgia:

- Evitar comer em excesso;
- Eliminar as bebidas açucaradas;
- Podem ser recomendados suplementos multivitamínicos diários;
- Podem ser recomendados suplementos de proteínas;
- Os alimentos ricos em hidratos de carbono devem ser evitados;
- Elimine a gordura saturada da sua dieta.

Bed-tea
• Tea without sugar (1 cup)
• Marigold biscuit (2)
Breakfast
• Brown Breat (2 slices) OR Dalia (1 cup) OR oats (1 cup)
• Chapati (2) + Sabzi (1 kitori)
• Egg White (1)
Mid-morning
• Fruit (1) + salad (1 bowl)
• Thin without Lassi (1 glass) OR lemon water (1 glass)
• Sprout (30 grams)
Lunch
• Missi Roti (2) + Dal (1 kitori) + Vegetables (1 kitori)
• Curd (1 kitori)
• Salad (1 bowl)
Mid-evening
• Tea without sugar (1 cup) OR Lassi (1 glass) OR soup (1 bowl)
• Lemon water (1 glass)
• Sprout (30 grams) OR roasted chana (30 grams)
Dinner
• Roti (2) + Dal (1 kitori) + Vegetables (1 kitori)
• Salad (1 bowl)
Post-Dinner
• Milk without sugar (1 cup)

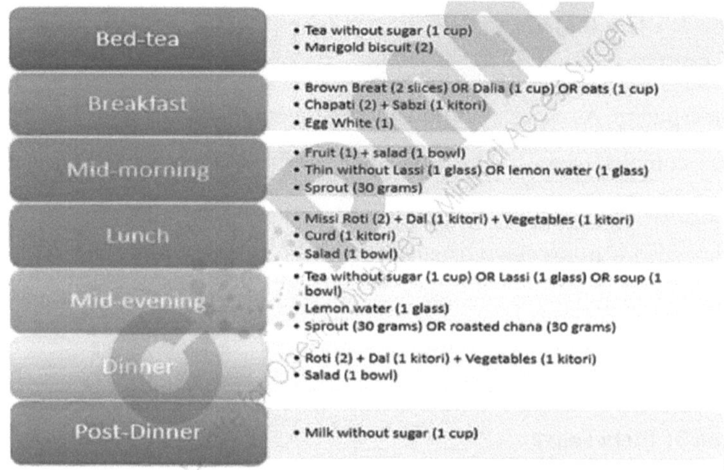

Figura 12. Tabela de Dieta - Cirurgia Bariátrica

Plano de dieta (após a cirurgia)

O plano de dieta após a cirurgia pode ter várias fases, que são fornecidas pelo médico ou pelo dietista.

Passo 1: Dieta líquida

Nos primeiros dias após a cirurgia, são permitidos apenas alguns gramas de líquidos transparentes. Depois disso, estes tipos de líquidos podem ser consumidos.

- Leite desnatado;
- Sopa e caldo ligeiros;
- Chá ou café descafeinado;
- Água sem açúcar;
- Gelatina sem açúcar.

Passo 2: Dieta limpa

Os alimentos em puré incluem alimentos com uma consistência espessa, como o pudim. As especiarias podem irritar o estômago. Por isso, é melhor evitar completamente o seu consumo. A maioria prefere frutos sem sementes e evita também os vegetais fibrosos. Em geral, nesta fase, são recomendados frutos como bananas, pêssegos, alperces, pêras, ananases e melões. O nutricionista também pode prescrever legumes como tomate, espinafre, cenoura e feijão verde.

Etapa 3: Dieta suave

Nesta fase, o médico sugere que comece com alimentos moles e facilmente mastigáveis, que podem incluir os seguintes:

- Ovo cozido mole;
- Carne picada;
- Peixe branco cozinhado;
- Frutas enlatadas;
- Iogurte;
- O peixe branco;
- O queijo;
- Carne de vaca;
- Galinha;
- Ovos mexidos.

Etapa 4: Consolidação

Nesta altura, podemos reintroduzir alimentos sólidos na nossa dieta. Esta fase começa basicamente apenas após 2 meses. Os alimentos têm de ser partidos e mastigados em pedaços pequenos, porque o estômago é mais pequeno. É preferível introduzir os alimentos lentamente, para que a tolerância do seu estômago seja determinada e a dieta seja ajustada de modo a não causar qualquer desconforto.

Alimentos a evitar na fase 4

- Pipocas;
- Carne firme;
- Frituras;
- Comida estaladiça;
- Alimentos secos;
- Produtos de panificação.

Diretrizes para a dieta pós-operatória

Após a cirurgia, terá de seguir algumas diretrizes para toda a vida e ajustar o seu estilo de vida. É melhor preparar as suas refeições em casa e tê-las sempre consigo para evitar excessos pouco saudáveis. Eis algumas diretrizes a seguir após o procedimento ao longo da vida. Coma e beba devagar e mantenha o ritmo em cada refeição. É necessário controlar a quantidade de promessas. Se o seu corpo apresentar sinais de desconforto, preste-lhe atenção. Elimine os alimentos ricos em gorduras saturadas. Evite beber bebidas especialmente açucaradas às refeições. Mantenha-se hidratado ao longo do dia. Mastigue bem os alimentos e parta-os em pedaços mais pequenos. Alterações no estilo de vida após a cirurgia. Não inicie o seu programa de exercício físico imediatamente após a cirurgia. Deixe o seu corpo sarar e, por conseguinte, avance lentamente. Nos primeiros meses, recomenda-se a prática de exercícios suaves, incluindo caminhadas, natação, ioga simples, alongamentos e exercícios de respiração profunda. O treino de força e os exercícios cardiovasculares só podem ser iniciados depois de consultar um médico.

DO'S
Low-calorie foods
Controled portion sizes
Lean meat
Veggies and fruits
Low or moderate-GI foods
DON'TS
High-calorie foods
Saturated fat
Refined carbohydrates
Refined sugar
High-GI foods
*These rules apply for both pre and post op diet

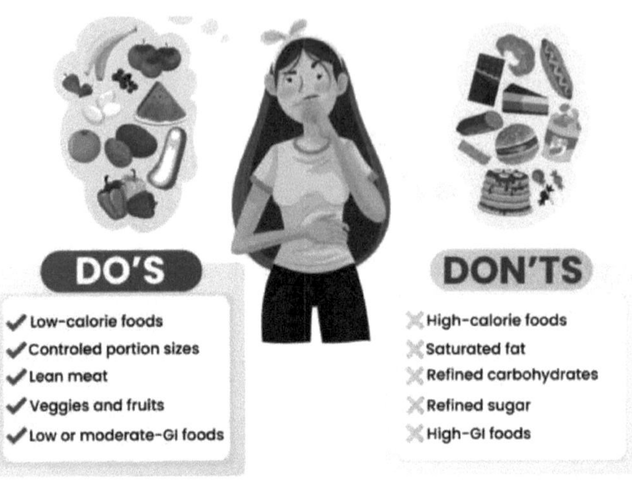

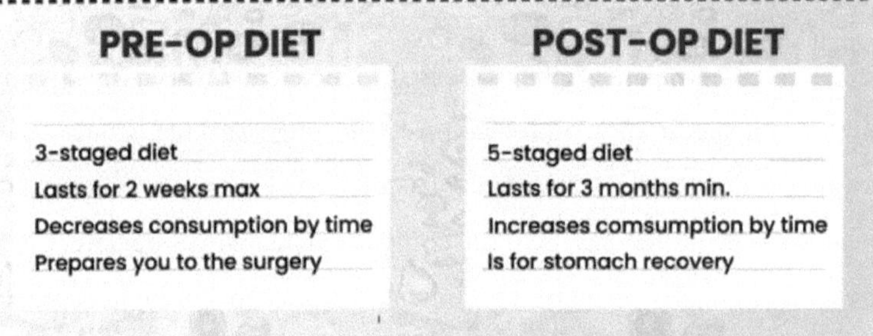

Figura 13. Dieta para cirurgia bariátrica: visão geral da dieta pré e pós-operatória

Mesmo mudanças simples na vida quotidiana podem ser úteis, tais como

- Andar a pé;
- Evitar estar sentado durante longos períodos de tempo;
- Alongamentos no trabalho;
- Utilizar as escadas em vez do elevador.

Como lidar com a pele solta após a cirurgia?

Manter a massa muscular: A melhor forma de evitar o excesso de pele é aumentar a força. A pele expande-se não só com o aumento de peso, mas também com o aumento de músculo. A manutenção dos músculos pode evitar que a pele fique demasiado solta. Exercícios como o agachamento e o levantamento terra podem ajudar neste aspeto. (No entanto, estes exercícios só devem ser efectuados depois de obter autorização do médico).

Exercício cardiovascular para queimar gordura: Assim que o seu cirurgião lhe der autorização para fazer exercício, comece imediatamente o seu exercício cardiovascular. Caminhar é o melhor começo para o exercício cardiovascular e o seu corpo recuperará e passará a outros exercícios, como correr, nadar ou andar de bicicleta.

Manter uma dieta: Coma alimentos que ajudem a reduzir o crescimento excessivo da pele. Uma alimentação saudável ajuda a promover uma pele saudável e também ajuda no crescimento muscular. Concentre-se em alimentos como cajus, amêndoas ou castanhas do Brasil. Frutas como bagas e cereais integrais também podem ajudar.

Não apanhar sol: Demasiado sol não é bom de todo para as pessoas que querem trabalhar a flacidez da pele após a cirurgia. As proteínas que fortalecem a pele podem ficar esgotadas com o excesso de luz solar.

Remoção cirúrgica do excesso de pele: São utilizados vários procedimentos cirúrgicos para remover o excesso de pele; estes procedimentos são puramente cosméticos e ficam ao critério do paciente:

- Lifting facial - Ajuda a eliminar a flacidez da pele no centro do rosto, maxilar e pescoço.
- Levantamento do peito - O peito descaído é levantado.
- Movimentos abdominais - O excesso de pele na zona do estômago é removido.
- Lifting da parte inferior do corpo - Remoção da pele flácida na barriga, nádegas, parte interna e externa das coxas & Lifting da parte interna das coxas - Remoção do excesso de pele na área interna das coxas.
- Elevação dos braços - Suspensão do excesso de pele e gordura da parte superior dos braços.

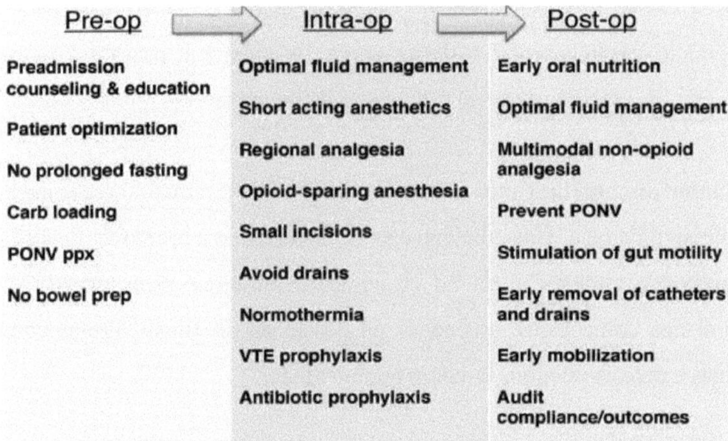

Figura 14. Recuperação melhorada após a cirurgia: O novo padrão para os cuidados perioperatórios

Capítulo II

Vantagens e desvantagens da cirurgia bariátrica

Possíveis vantagens e desvantagens da manga gástrica

- Perda de peso significativa;
- Melhoria da saúde geral, incluindo redução do risco de diabetes e doenças cardíacas;
- Aumentar a mobilidade e a atividade física;
- Melhorar a qualidade de vida e a autoestima;
- Possível redução do consumo de drogas;
- Aumento do tempo de vida;
- Reduzir os custos médicos ao longo do tempo.

Vantagens e desvantagens da cirurgia bariátrica

Quer saber quais são os prós e os contras da cirurgia bariátrica comum, como a manga gástrica, o bypass gástrico clássico, o mini bypass gástrico e muito mais? Os estudos mostram que as pessoas que se submetem à cirurgia bariátrica têm muitos benefícios. Naturalmente, o sucesso a longo prazo e os resultados duradouros da cirurgia bariátrica dependem da sua capacidade de fazer mudanças permanentes nos seus hábitos alimentares e de atividade física.

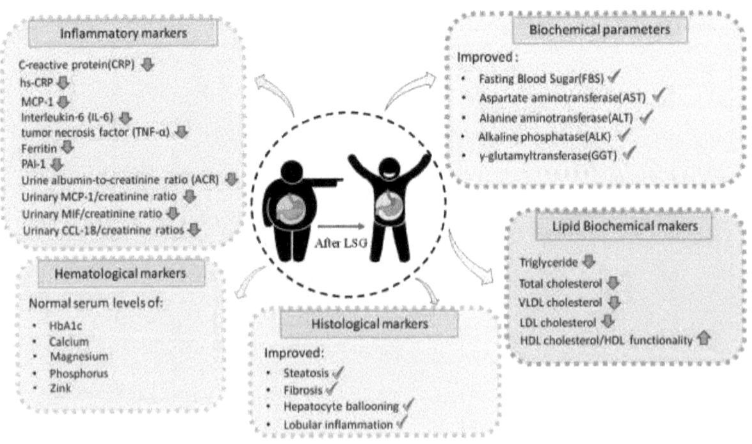

Figura 15. Vantagens e desvantagens da gastrectomia em manga

Além disso, um cirurgião bariátrico experiente e qualificado minimiza muitos dos riscos e complicações da cirurgia.

Compreender os benefícios e os riscos da cirurgia bariátrica

Por vezes, a dieta e o exercício ajudam apenas parcialmente a perder peso e a pessoa não obtém o resultado desejado. Em muitas pessoas, o excesso de peso e a obesidade não se devem a uma falta de força de vontade. Trata-se antes de um problema progressivo que pode piorar com o tempo devido a factores genéticos e ambientais.

A cirurgia de perda de peso não só ajuda na perda de peso, como também melhora os problemas de saúde associados à obesidade. Esta cirurgia permite que as pessoas tenham uma melhor saúde e qualidade de vida. No entanto, como qualquer outra cirurgia, tem riscos e desvantagens potenciais. Se o seu índice de massa corporal (IMC) for igual ou superior a 40, ou se o seu IMC for igual ou superior a 30 e tiver um problema de saúde relacionado com o excesso de peso, pode ser um bom candidato à cirurgia bariátrica.

Vantagens e desvantagens da cirurgia bariátrica: O que é a cirurgia bariátrica ou cirurgia bariátrica?

Em termos simples, a cirurgia bariátrica ou cirurgia para perda de peso é um procedimento efectuado por um cirurgião bariátrico para alterar a forma como o seu corpo digere os alimentos e ajudá-lo a perder peso. A cirurgia de perda de peso pode alterar o processo normal de digestão de duas formas: restritiva, de má absorção ou combinada.

Na cirurgia restritiva, o cirurgião bariátrico reduz o tamanho do estômago, de modo a que o estômago retenha menos alimentos, limitando assim a quantidade de alimentos ingeridos. No método de má absorção, o cirurgião limita a absorção de calorias e nutrientes contornando uma parte do intestino delgado.

Complicações precoces da cirurgia bariátrica

Quais são os riscos e efeitos secundários mais comuns da cirurgia bariátrica?

Existem diferentes tipos de riscos e efeitos secundários após a cirurgia bariátrica. Alguns dos primeiros efeitos secundários incluem:

- Infeção;
- Hemorragia;
- Fuga;
- Coagulação do sangue;
- Refluxo ácido gástrico;
- Riscos associados à anestesia;
- Náuseas e vómitos;
- Incapacidade de comer certos alimentos;
- Obstrução intestinal (Ileus).

Riscos e complicações a longo prazo da cirurgia de perda de peso

Os riscos e complicações a longo prazo da cirurgia bariátrica podem variar de ligeiros a graves. Algumas das complicações mais comuns da cirurgia a longo prazo incluem:

- Baixo nível de açúcar no sangue;
- Desnutrição;
- Vómito;
- Feridas;
- Ileus;

- Hérnia;
- Excesso de pele;
- Síndrome de dumping (uma condição em que os alimentos são despejados do estômago para o intestino delgado sem uma digestão adequada).

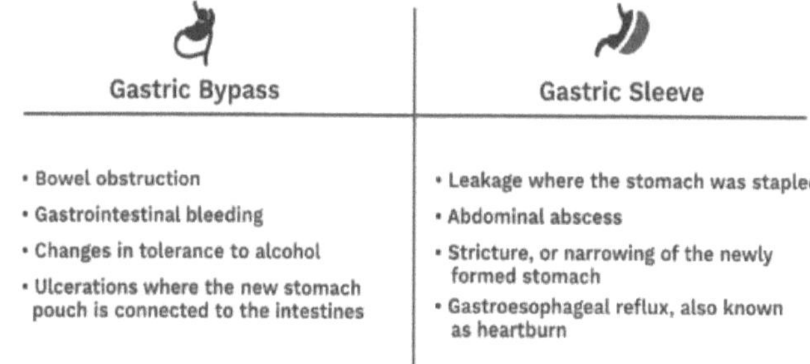

Figura 16. Sleeve gástrico vs. Bypass gástrico: Quais são os prós e os contras?

Como reduzir os riscos e as complicações da cirurgia bariátrica?

Embora todos os procedimentos cirúrgicos impliquem riscos, há coisas que pode fazer para reduzir os riscos e as possíveis complicações da cirurgia bariátrica. Por exemplo:

- Deixar de fumar um mês antes da cirurgia.
- Reduzir o consumo de fast food.
- Reduzir o consumo de açúcar e de doces simples.
- Discuta todas as suas doenças físicas e mentais subjacentes com o cirurgião bariátrico.

- Informe o cirurgião honestamente sobre todos os medicamentos que está a tomar.
- Não se esqueça de utilizar corretamente as meias anti-varicosas após a operação.
- Utilizar as ampolas de prevenção de coágulos sanguíneos diariamente, a horas e de acordo com as instruções do médico.
- Seguir os medicamentos que foram determinados na sessão de consulta para serem continuados ou descontinuados antes da cirurgia, exatamente de acordo com as instruções do médico.
- Após a cirurgia, siga rigorosamente as instruções dietéticas e empenhe-se nelas. Se tiver dúvidas sobre um determinado alimento, não se esqueça de perguntar ao cirurgião ou à equipa de apoio pós-operatório e não consuma nada de forma arbitrária.

Antes de se submeter a uma cirurgia para perda de peso, fale com o seu cirurgião bariátrico sobre os prós e os contras da cirurgia bariátrica.
Além disso, fale com o seu cirurgião sobre como evitar potenciais riscos para que possa decidir o que é melhor para si. A vontade dos doentes de iniciar e aderir a mudanças no estilo de vida, juntamente com o apoio do cirurgião bariátrico, garante a perda de peso e a obtenção do peso ideal após a cirurgia.

Complicações da cirurgia de redução do estômago

A cirurgia laparoscópica de sleeve gástrico, também conhecida como gastrectomia sleeve, é um procedimento de perda de peso que envolve a remoção de parte do estômago para reduzir o seu tamanho.

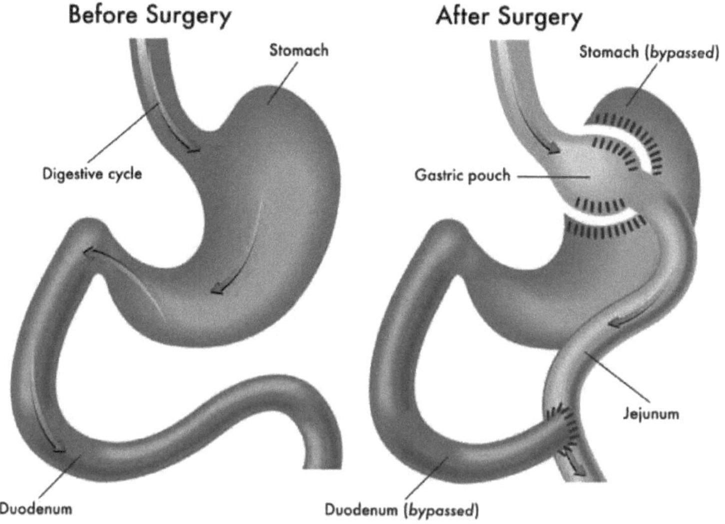

Figura 17. Cirurgia de bypass gástrico: Como funciona, Prós e Contras

O procedimento de sleeve é geralmente considerado seguro e muito eficaz, mas como em qualquer procedimento cirúrgico, existem potenciais complicações que os doentes devem ter em conta.

- Um dos efeitos secundários mais comuns da cirurgia de sleeve é a hemorragia gástrica. Isto pode acontecer durante ou após a cirurgia e pode exigir uma cirurgia adicional;
- A infeção é outra complicação potencial que pode ocorrer se as bactérias entrarem no local da cirurgia. Os sintomas de infeção podem incluir febre, dor e inchaço;
- A complicação de derrame após a cirurgia de sleeve ocorre quando as secreções no interior do trato gastrointestinal saem do trato digestivo e entram na cavidade abdominal por qualquer motivo. Existe a possibilidade de fuga em todas as cirurgias gastrointestinais, sejam elas sleeve, bypass clássico ou mini bypass. Definição de fuga: Entende-se por fuga a saída de substâncias ou

sucos do sistema digestivo, do interior do sistema digestivo para o exterior e para a cavidade abdominal. Esta fuga pode ocorrer a partir do lábio dos agrafos cirúrgicos ou do local dos enxertos gástricos-intestinais;

- Os bloqueios digestivos são também outro efeito secundário da LES e ocorrem quando os alimentos ficam presos na válvula de saída do estômago;
- Os doentes podem também sentir náuseas, vómitos ou diarreia nas semanas que se seguem à cirurgia de sleeve, uma vez que o seu corpo tem de se adaptar às alterações no seu sistema digestivo. Estes efeitos secundários desaparecem com o tempo.

Possíveis efeitos secundários da operação de manga

- Outra complicação possível do sleeve gástrico é a incapacidade de comer muito e rapidamente. Porque no método sleeve, o tamanho do estômago é mais pequeno e o apetite diminui. Como resultado, torna-se difícil para os doentes consumir grandes refeições ou comer rapidamente. Se não for gerida corretamente, esta condição pode provocar náuseas e vómitos;
- A flacidez da pele é também um efeito secundário comum da cirurgia de redução do estômago, especialmente nos doentes que perdem uma quantidade significativa de peso. Esta complicação ocorre quando a pele perde a sua elasticidade e não consegue encolher ao mesmo tempo que o tamanho do corpo do doente diminui. Fumar provoca a perda de elasticidade da pele e faz com que a pele fique mais flácida. Por conseguinte, fumar é uma das razões mais importantes que podem causar a flacidez da pele após a cirurgia bariátrica. O efeito do tabagismo é relativamente maior do que outros factores que causam o afrouxamento da pele. A

ingestão de colagénio em pó, a prática de exercício físico e uma alimentação saudável podem ajudar a prevenir e a reduzir a flacidez da pele. Alguns doentes podem necessitar de outros procedimentos, como a cirurgia de contorno corporal, para atingirem o seu aspeto desejado;

- Outras complicações possíveis da cirurgia de sleeve gástrico incluem refluxo ácido e hérnia.

8 Benefits of Weight Loss Surgery
FIXING A-FIB
PREVENTING WOMB CANCER IN WOMEN
LONG TERM WEIGHT LOSS SUCCESS
MINIMIZING SYMPTOMS OF TYPE TWO DIABETES
IMPROVING MENTAL HEALTH
REDUCING CHANCES OF INFERTILITY
PREVENTING JOINT PAIN
INCREASING LIFE EXPECTANCY

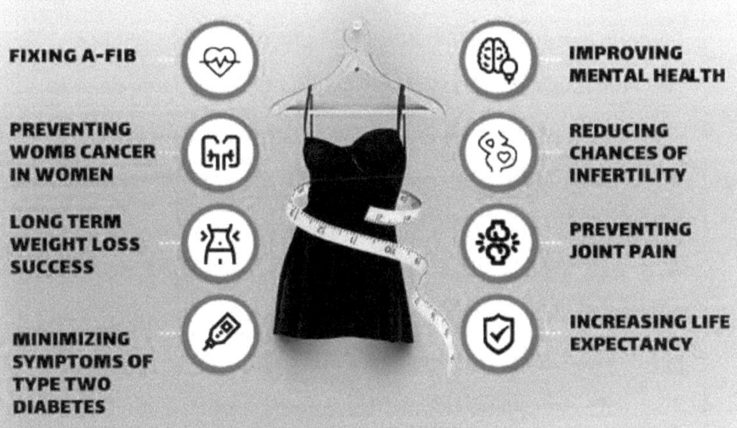

Figura 18. Oito Benefícios interessantes da cirurgia de perda de peso

Como prevenir as complicações do sleeve gástrico?

A cirurgia de manga gástrica pode ser uma ferramenta eficaz para perder peso. Há coisas que os doentes podem fazer para evitar possíveis complicações.

- Antes da cirurgia, os doentes devem discutir a cirurgia bariátrica com o seu cirurgião bariátrico e certificar-se de que compreendem os riscos envolvidos. Devem também informar o médico sobre quaisquer problemas médicos que tenham ou medicamentos que estejam a tomar e que possam aumentar o risco de complicações.

- Após a cirurgia de perda de peso, os doentes devem seguir cuidadosamente as instruções pós-operatórias, incluindo instruções dietéticas e atividade física regular. Isto pode incluir evitar certos alimentos e bebidas, comer devagar e aumentar gradualmente a atividade física ao longo do tempo.
- Os doentes devem também comparecer a todas as visitas periódicas programadas para monitorizar eventuais complicações e receber orientações da equipa de acompanhamento pós-operatório para manter a perda de peso.
- Além disso, os doentes podem tomar medidas para manter a sua saúde geral, tais como deixar de fumar, gerir o stress e manter-se hidratado.
- A prática regular de exercício físico e uma dieta equilibrada também podem ajudar a prevenir deficiências de nutrientes e a perder peso de forma saudável.
- Seguindo estes passos e trabalhando em estreita colaboração com a equipa de acompanhamento e apoio, os doentes podem ajudar a minimizar o risco de complicações e alcançar os melhores resultados possíveis após a cirurgia de redução do estômago.

Complicações do bypass gástrico clássico (Y de Roux)

O bypass gástrico clássico em Y de Roux é um tipo de cirurgia de perda de peso que é efectuada há mais de 50 anos. Durante o procedimento, o cirurgião cria uma pequena bolsa na parte superior do estômago, que é depois ligada ao intestino delgado. Isto redirecciona a comida do estômago maior e contorna parte do intestino delgado, reduzindo a quantidade de calorias e nutrientes que o corpo pode absorver.

O bypass gástrico clássico em Y de Roux é uma das cirurgias de perda de peso mais eficazes, e muitos pacientes registam uma perda de peso significativa e sustentada. Este método também pode ajudar a melhorar ou eliminar algumas doenças relacionadas com a obesidade, como a diabetes tipo 2, a tensão arterial elevada e a apneia do sono. No entanto, como em qualquer cirurgia, existem riscos e complicações potenciais associados ao bypass gástrico em Y de Roux.

Possíveis efeitos secundários do bypass clássico

- Um dos efeitos secundários mais comuns do bypass gástrico clássico é a chamada síndrome de dumping. Esta condição ocorre quando a comida se move demasiado rapidamente no estômago e no intestino delgado e causa sintomas como náuseas, vómitos, diarreia e cólicas abdominais. A síndrome de dumping pode ser causada por comer demasiado ou muito rapidamente, ou pelo consumo de alimentos ricos em açúcar ou gordura. Para prevenir a síndrome de dumping após a cirurgia bariátrica, os doentes devem comer refeições mais pequenas e evitar alimentos ricos em açúcar ou gordura. Além disso, os doentes devem mastigar bem os alimentos e evitar beber líquidos com a comida;

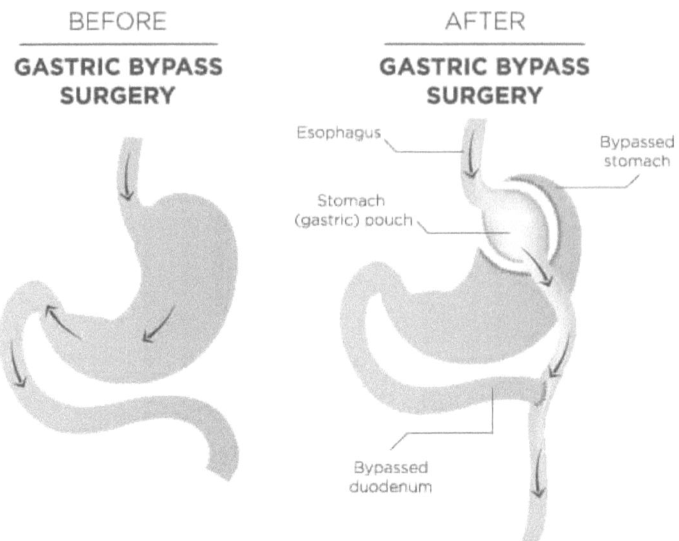

Figura 19. Bypass gástrico: Benefícios e efeitos colaterais

- Outro efeito secundário possível do bypass clássico são as hérnias internas. As hérnias internas ocorrem quando o intestino delgado fica preso entre diferentes partes do intestino. Isto significa que o intestino fica preso à volta do intestino ou dos lábios do intestino. Este problema pode causar dor intensa e requer cirurgia de emergência para ser corrigido;
- Os doentes podem também correr o risco de desenvolver carências de nutrientes, especialmente de vitaminas B12 e D, ferro e cálcio, o que pode levar a anemia, osteoporose e outros problemas de saúde;
- Outras complicações da Y de Roux são as complicações relacionadas com o local da cirurgia, como hemorragias, infecções e coágulos sanguíneos.

É muito importante que os doentes sigam cuidadosamente as instruções pós-operatórias e compareçam a todas as consultas periódicas para prevenir quaisquer potenciais complicações e receber apoio contínuo para o seu percurso de perda de peso.

Complicações do Mini Bypass Gástrico

- Um dos potenciais efeitos secundários do Mini Bypass Gástrico MGB é o refluxo ácido gástrico, que ocorre quando o ácido do estômago volta para o esófago. Esta condição pode causar sintomas como azia, dor no peito e dificuldade em engolir. Os pacientes com refluxo ácido podem precisar de ajustar a sua dieta ou tomar medicação para controlar os seus sintomas;
- Outra complicação possível da MGB é o refluxo biliar, que ocorre quando a bílis passa do intestino delgado para o estômago. Este refluxo pode causar dor de estômago, náuseas e vómitos, e pode exigir medicação adicional ou cirurgia para o tratar;
- Os doentes submetidos a cirurgia de mini-bypass podem também correr um risco acrescido de deficiências nutricionais e de desnutrição;
- Como em qualquer cirurgia, existe um risco de hemorragia, infeção e outras complicações relacionadas com o local da cirurgia.

Que órgãos são afectados pela cirurgia de perda de peso?

Todos os órgãos do corpo são afectados pela cirurgia bariátrica. Esta cirurgia afecta tudo, desde a pele e o cabelo até às unhas dos pés, olhos, coração, cérebro, todos os vasos sanguíneos, estômago, intestino, fígado e órgãos sexuais. Até o tamanho do sapato é afetado pela cirurgia bariátrica.

A cirurgia bariátrica é arriscada?

Embora qualquer procedimento cirúrgico tenha riscos, a cirurgia bariátrica é uma das mais seguras se for efectuada por um cirurgião qualificado e experiente.

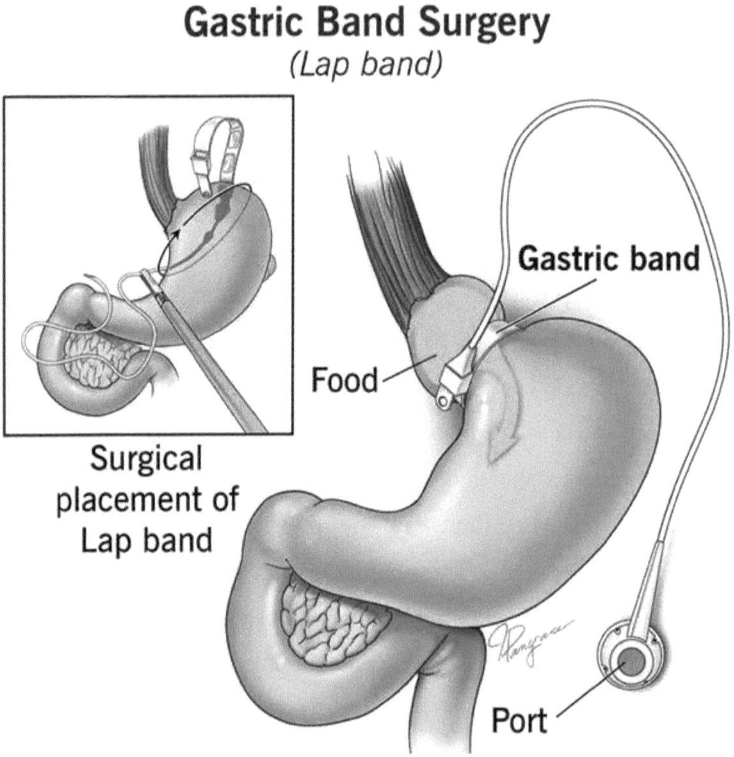

Figura 20. Cirurgia de banda gástrica (LAP-Band): O que é, requisitos e procedimento

As complicações mais ameaçadoras da cirurgia bariátrica são

- Fuga;
- Hemorragia;
- Embolia.

4 formas de evitar os riscos da cirurgia de perda de peso

De seguida, examinamos 6 estratégias para prevenir complicações da cirurgia bariátrica:

1. Aumentar os seus conhecimentos sobre a cirurgia bariátrica

Existem vários métodos de cirurgia bariátrica e um método específico pode ser adequado para cada pessoa. Antes de perguntar qual o tipo de cirurgia bariátrica mais adequado para si, informe-se sobre os riscos e benefícios da cirurgia. Além disso, saiba como evitar complicações associadas a qualquer tipo de cirurgia bariátrica.

2. Participar nas visitas programadas

O primeiro ano após a cirurgia bariátrica é muito importante, e é nessa altura que precisa de mais apoio e cuidados médicos. As consultas periódicas servem para avaliar o seu corpo após a cirurgia, o que pode ajudar a identificar e eliminar complicações.

3. Beber muitos líquidos

Beba pelo menos 8 copos de água diariamente e mantenha o seu corpo hidratado. A desidratação após a cirurgia bariátrica é uma das complicações mais comuns que requerem hospitalização.

4. Ser ativo após a cirurgia

Embora não se deva exagerar na caminhada após a cirurgia, o movimento e o exercício são úteis após a cirurgia e previnem complicações como a formação de coágulos sanguíneos. Naturalmente, fale com o seu cirurgião bariátrico sobre os exercícios que pode fazer e a duração dos mesmos.

A cirurgia bariátrica provoca cancro?

Não há provas de que a cirurgia bariátrica cause cancro. De facto, alguns estudos sugerem que a cirurgia de perda de peso pode reduzir o risco de certos tipos de cancro em pessoas obesas. Está provado que as cirurgias de perda de peso previnem pelo menos 20 tipos de cancro. A própria obesidade está associada a um risco acrescido de vários tipos de cancro, incluindo o cancro da mama, do cólon e do pâncreas.

Ao ajudar a perder peso e a melhorar a saúde geral, a cirurgia bariátrica pode ajudar a reduzir o risco de alguns tipos de cancro. No entanto, como qualquer procedimento cirúrgico, a cirurgia bariátrica tem riscos e é importante que os doentes considerem cuidadosamente os benefícios e os riscos potenciais antes de se submeterem à cirurgia.

Table 4. Distribution and frequency of various bariatric surgical procedures performed in the United States as shown in the National Aggregate Data Report – Bariatric Outcomes Longitudinal Database (BOLD), Raleigh, NC: Surgical Review Corporation, Accessed June 15, 2009, which included 64,558 consented patients from 6/2007 to 6/2009.

Bariatric Procedure	Open (% of procedure type)	Laparoscopic * (% of procedure type)	Other **	Total (% of all procedures)
Roux-en-Y Gastric Bypass	2,853 (9%)	31,623 (91%) 297 or 0.6% converted to open	200	34,676 (54%)
Adjustable Gastric Band	25 (0.1%)	25,131 (99.9%) 24 or 0.1% converted to open	0	25,156 (40%)
Sleeve Gastrectomy	48 (3%)	1,508 (97%) 9 or 0.6% converted to open	0	1,556 (2%)
BPD/DS	365 (68%)	175 (32%) 9 or 5.1% converted to open	0	540 (1%)
BPD	8 (40%)	12 (60%) 0 or 0% converted to open	0	20 (<0.1%)
Other ***	295 (18%)	1,373 (82%) 26 or 1.8% converted to open	886	2,554 (4%)
Total	3,594 (6%)	59,822 (94%)	1,086	64,502 ****

* Laparoscopic includes hand-assisted and robot-assisted laparoscopic techniques

** Technique, open vs. laparoscopic, was not specified

*** Includes miscellaneous procedures such as "Gastric Bypass, Banded", "Vertical Banded Gastroplasty", "Gastric Balloon", "Gastric Bypass with Distal Gastrectomy", "Gastric Band, Non-Adjustable", "Gastric Bypass, Mini Loop", "Gastric Pacing", and "Not Otherwise Specified"

**** 56 patients (<1%) had their procedures cancelled after anesthesia induction and were excluded

Figura 21. Cirurgia Bariátrica Laparoscópica

A cirurgia bariátrica é fatal?

Mais uma vez, como qualquer cirurgia de grande porte, a cirurgia para perda de peso tem riscos. No entanto, o risco de morte devido à cirurgia bariátrica é relativamente baixo, especialmente quando é realizada por um cirurgião experiente numa instituição de elevada qualidade.

De acordo com a Associação Americana de Cirurgia Metabólica e Bariátrica, o risco de morte devido à cirurgia bariátrica é inferior a 0,5%. No entanto, este risco pode variar dependendo de factores como a saúde geral do doente, o tipo de cirurgia realizada e a experiência da equipa cirúrgica.

É importante notar que a cirurgia bariátrica é geralmente recomendada para pessoas que são gravemente obesas e incapazes de perder peso através de outros métodos. A obesidade está associada a doenças cardíacas, diabetes tipo 2 e apneia do sono, entre outras. Ao ajudar os doentes a conseguir uma perda de peso significativa e a melhorar a sua saúde geral, a cirurgia bariátrica ajuda efetivamente a reduzir o risco destas e de outras complicações de saúde.

A cirurgia é realmente perigosa?

Independentemente da cirurgia de emagrecimento a que se submeta, deve dizer-se que todas elas são seguras se forem efectuadas por um bom cirurgião de emagrecimento e se todas as instruções forem seguidas pelo paciente. E embora provoquem alterações no sistema digestivo, não são perigosas para os pacientes.

A cirurgia de perda de peso não só provoca a perda de peso em pessoas obesas, como também provoca a recuperação parcial ou o tratamento completo de algumas doenças como doenças cardiovasculares, apneia do sono, dores articulares, depressão e diabetes tipo 2 e uma série de outras doenças. Portanto, em geral, esta prática não é perigosa com as 2 condições que mencionámos. No entanto, se o cirurgião for inexperiente e o paciente não seguir as instruções necessárias, os efeitos secundários da cirurgia de perda de peso podem ser sentidos.

Complicações da cirurgia de perda de peso: Prisão de ventre

O doente pode sentir algum grau de dor após a operação. São necessários medicamentos para aliviar as dores. Muitas vezes, as pessoas que tomam analgésicos também podem ficar com prisão de ventre. Além disso, durante o período de recuperação da cirurgia de perda de peso, os intestinos podem abrandar um pouco e os alimentos passam lentamente pelos intestinos. Este processo pode, de alguma forma, causar obstipação. Porque depois de o seu corpo se habituar às novas condições, a obstipação irá melhorar. A obstipação é normalmente um efeito secundário da banda gástrica e do bypass gástrico. Na cirurgia de troca duodenal ou de bypass intestinal, também existe obstipação, mas é muito menor e ocorre apenas em algumas pessoas.

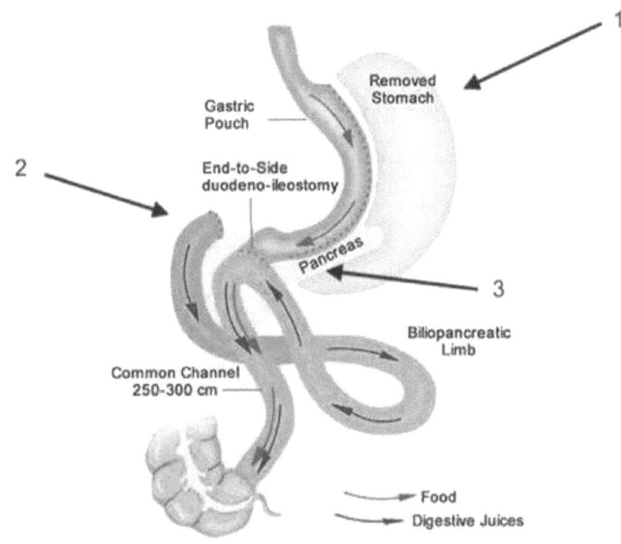

Figura 22. Bypass Duodeno-Ileal de Anastomose Única com Gastrectomia em Manga

Complicações da cirurgia de perda de peso: Dor de coração ou dor abdominal

A dor abdominal é um efeito secundário comum da cirurgia de bypass gástrico. Esta doença pode ser causada por excessos alimentares, alimentação rápida ou úlceras do trato gastrointestinal, síndrome do intestino irritável ou hérnia. A maior parte das dores deve ser aliviada antes dos primeiros 6 meses após a operação.

Dificuldade em engolir alimentos ou bebidas

Em termos médicos, este problema é também designado por disfagia. Comer depressa ou comer demais após a cirurgia pode causar este problema. Este problema pode continuar após a cirurgia de bypass gástrico, e de 4 semanas a 6 meses após a operação.

Riscos da cirurgia de perda de peso: Infeção da ferida

Este problema pode ocorrer em qualquer tipo de cirurgia. Os sintomas de uma infeção da ferida incluem sensibilidade, calor e vermelhidão à volta do local da ferida ou possível descarga desta área. O tratamento deste problema consiste normalmente na prescrição de antibióticos.

Úlcera gastrointestinal

Um dos efeitos secundários do bypass gástrico para emagrecer é a formação de úlceras pépticas no processo de digestão dos alimentos. Pensa-se que este problema se deve ao aumento da produção e secreção de ácido gástrico. Nem todos os doentes têm este problema, mas se for uma das seguintes pessoas, pode e infelizmente tem este problema, que pode ser resolvido com a intervenção de um médico:

- Fumadores;
- Pessoas que abusam do álcool ou que bebem demasiado álcool. (É claro que é melhor evitar completamente o álcool após a operação);
- Aqueles que não aderem à dieta após a cirurgia de perda de peso;
- As pessoas que sofrem de fugas no local de agrafagem.

Para tratar este problema, são prescritos medicamentos antiácidos ou antiácidos. Complicações possíveis e mais graves que podem ocorrer em algumas pessoas após a cirurgia de perda de peso.

Fugas

A anastomose é chamada de anastomose em termos médicos. Esta complicação é muito rara. As fugas não ocorrem por si só e são observadas em operações em que o trato digestivo é cortado. Por exemplo, na operação de manga, é feita uma incisão vertical no estômago, que é suturada e fechada com a ajuda de um agrafador ou grampeador.

Se o cirurgião bariátrico não suturar corretamente o estômago ou se os pontos de sutura estiverem soltos, existe a possibilidade de os pontos se rasgarem em partes do estômago. Consequentemente, ao ingerir alimentos ou bebidas, verificar-se-ão fugas do estômago.

A perda de peso é mais comum nos procedimentos de sleeve gástrico e bypass gástrico. Os sintomas de derrame no sleeve e noutros procedimentos de emagrecimento incluem

- Aumento do ritmo cardíaco;
- Dor abdominal;
- Febre;
- Náuseas;
- Vómitos.

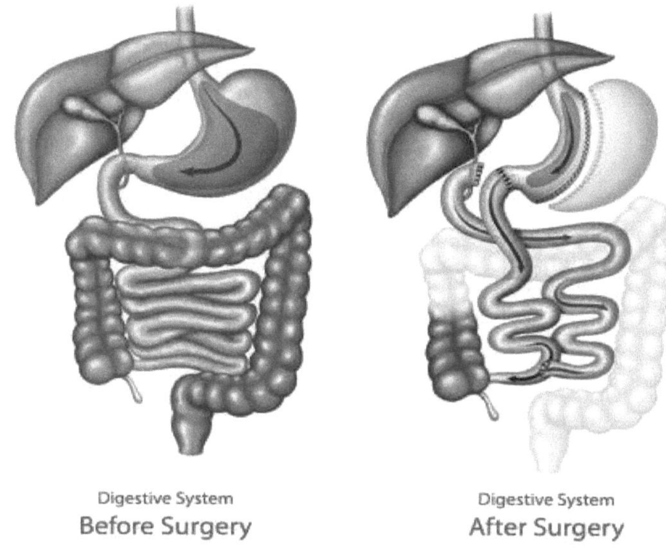

Figura 23. Procedimento de cirurgia bariátrica de troca duodenal Blue Springs MO

Riscos da cirurgia de perda de peso: Síndrome de dumping

Na maioria dos procedimentos de perda de peso, reduzimos o volume do estômago. Assim, se uma pessoa comer demais, a comida entra nos intestinos sem ser digerida. (Especialmente se tiver consumido demasiados hidratos de carbono simples, que são mais difíceis de digerir). Neste caso, o intestino recebe alimentos para além da sua tolerância e capacidade, e criam-se alguns problemas digestivos para esta pessoa que come de forma imprudente.

Todos estes problemas digestivos desagradáveis são designados por síndrome de dumping, que é um dos efeitos secundários da cirurgia de bypass gástrico. Neste estado, a pessoa apresenta sintomas como náuseas, vómitos, diarreia e cólicas abdominais. A síndrome de dumping após a perda de peso também pode aumentar o nível de açúcar no sangue do corpo e aumentar a secreção de insulina. A soma destes dois eventos pode levar à hipoglicemia.

Hipoglicemia

Como os doentes são mais sensíveis à insulina após a cirurgia de bypass gástrico, alguns deles desenvolvem hipoglicemia meses ou mesmo anos após o procedimento de perda de peso. A hipoglicemia é chamada de aumento do açúcar no sangue. Os sintomas desta doença incluem os seguintes:

- Transpiração;
- Convulsões;
- Tonturas;
- Vibração;
- E aumento do ritmo cardíaco.

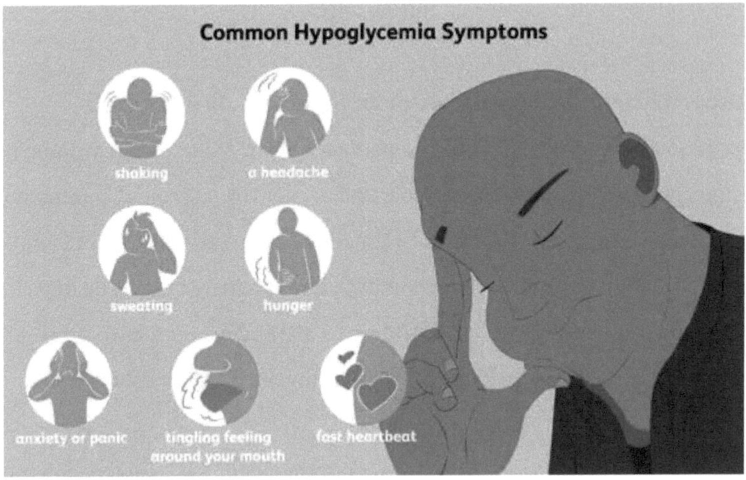

Figura 24. Hipoglicemia: Sintomas, causas, tratamento e prevenção

Diarreia crónica

Outro risco da cirurgia de perda de peso é a diarreia. Esta complicação afecta a qualidade de vida e a absorção dos alimentos. As pessoas obesas têm normalmente mais diarreia do que as outras pessoas, mesmo antes da operação. A principal razão para a diarreia após a perda de peso deve-se a alterações no corpo, na dieta e no estilo de vida. Isto acontece sobretudo após o bypass gástrico e a manga gástrica.

A obstrução intestinal é um dos riscos mais importantes da cirurgia de perda de peso

De acordo com os resultados de alguns estudos, a obstrução do intestino delgado ocorre em 3 a 9 por cento dos doentes submetidos a cirurgia de bypass gástrico. A obstrução intestinal pode estar relacionada com uma hérnia interna ou com aderências de tecidos. Embora a obstrução intestinal após a cirurgia de perda de peso seja muito rara, requer uma ação imediata e de emergência. Em geral, a obstrução intestinal é um dos efeitos secundários mais raros da cirurgia de perda de peso.

Os cálculos biliares são um dos riscos mais comuns da cirurgia de perda de peso

As pedras na vesícula biliar podem ter diferentes causas. Mas o facto interessante que muitos de vós poderão não saber sobre esta formação de cálculos é que um aumento de peso demasiado rápido ou uma perda de peso demasiado rápida pode causar a formação de cálculos biliares. Este problema é mais comum em algumas pessoas que foram submetidas a uma cirurgia. Porquê?

É muito simples porque mostra que uma pessoa perdeu muito peso num curto período de tempo. Os cálculos biliares são tanto um bom sinal como um sinal muito mau, porque lidar com os cálculos biliares não é nada fácil quando se está feliz com a perda de peso. Os cálculos biliares são normalmente um dos efeitos secundários da cirurgia de bypass gástrico e, em muito menor grau, a formação de cálculos é um dos efeitos secundários da manga gástrica e da banda gástrica.

Hérnia

A hérnia interna desenvolve-se em alguns doentes que são submetidos a uma cirurgia ao estômago. (Se não sabe o que é uma hérnia interna: Uma hérnia é uma protrusão das vísceras abdominais através de uma parede fina ou de um orifício. Por exemplo, uma parte do estômago pode deslocar-se através do diafragma para o peito, o que se designa por hérnia diafragmática) A hérnia é uma das complicações da operação. O emagrecimento é um bypass gástrico que pode causar dor, infeção e feridas no tecido interno.

Malnutrição

Após qualquer cirurgia de perda de peso, uma pessoa recebe menos calorias devido a uma diminuição do volume ou a uma diminuição do nível de absorção de nutrientes. Se uma pessoa não aderir à dieta após a cirurgia de perda de peso e não receber nutrientes ou suplementos, pode sofrer de desnutrição ou falta de alguns nutrientes.

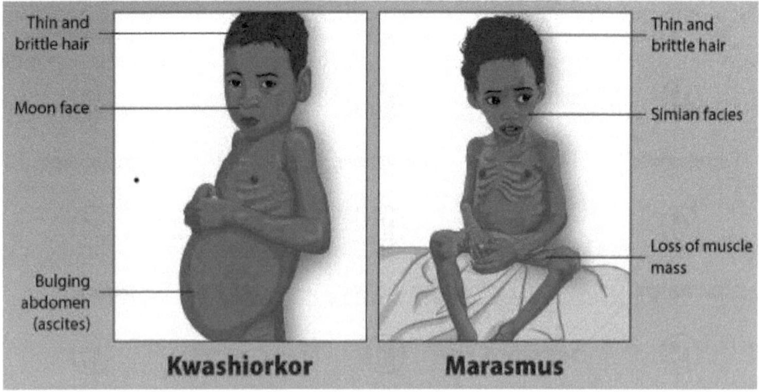

Figura 25. Malnutrição: sintomas, causas, tratamento, medicamentos, prevenção, diagnóstico

Morte

Como em qualquer cirurgia, a mortalidade pode ocorrer neste procedimento como resultado de complicações cirúrgicas ou factores de risco em diferentes pacientes. Resultados interessantes foram obtidos num artigo realizado em 2012 com 270.000 pacientes. Esta estatística mostrou que, embora a probabilidade de morte devido à cirurgia de perda de peso seja muito baixa, não está longe do esperado. As estatísticas mostraram que a taxa de mortalidade nas 3 operações de bypass gástrico, sleeve gástrico e bandagem foi a seguinte:

- Bypass gástrico inferior a 0,14%;
- Para a cirurgia de sleeve gástrico, menos de 08%;
- E a banda gástrica menos de 03%.

Os tipos de cirurgia bariátrica incluem

- Bypass gástrico;
- Banda gástrica;
- Gastrectomia em manga;
- Cirurgia de lipoaspiração.

Cada um destes métodos tem vantagens únicas, utilizando técnicas específicas. Estes procedimentos são normalmente realizados por uma equipa médica especializada que inclui cirurgiões, nutricionistas e conselheiros psicológicos. A utilização destes métodos pode melhorar significativamente a qualidade de vida e a saúde das pessoas obesas.

Benefícios da cirurgia bariátrica

A cirurgia bariátrica pode mudar a sua vida e estas mudanças são realmente fascinantes e surpreendentes. Uma melhoria significativa do peso, a redução do risco de doenças relacionadas com a obesidade, uma melhor disposição, a melhoria das actividades diárias e o prolongamento da vida são os benefícios mais importantes da cirurgia bariátrica. Fazer todas estas mudanças no seu corpo e espírito com uma ação relativamente simples é realmente um acontecimento único. A cirurgia bariátrica é realmente um caminho fascinante que pode afetar a sua vida e fazer com que muitas coisas maravilhosas aconteçam para si.

1. Melhorar a saúde pública

O primeiro benefício da cirurgia bariátrica é a melhoria da saúde geral. Com a cirurgia bariátrica, dá-se um grande passo para melhorar a saúde geral. Ao perder peso, o risco de doenças cardíacas, hipertensão arterial, diabetes e problemas respiratórios é bastante reduzido. Isto significa viver uma vida melhor, sentir-se física e mentalmente melhor e ser mais capaz de realizar as actividades diárias. A melhoria da saúde geral é um dos benefícios mais importantes da cirurgia bariátrica.

2. Auto-confiança e auto-confiança

Um dos grandes benefícios da cirurgia bariátrica é melhorar a autoestima e a auto-confiança. À medida que vai perdendo peso e ficando com a forma corporal que adora, a sua auto-confiança vai aumentando. Esta ação dá-lhe mais confiança nas relações sociais, no ambiente de trabalho e em toda a vida quotidiana.

3. Melhorar o desempenho sexual

Sim, é isso mesmo! Outro benefício da cirurgia de perda de peso é que pode melhorar o seu desempenho sexual. Ao perder peso, o nível de hormonas sexuais no corpo é regulado e os problemas sexuais relacionados com a obesidade, como a impotência, são melhorados. Isto dá-lhe a si e ao seu parceiro a oportunidade de terem uma melhor relação e de sentirem mais alegria na vossa vida de casados.

4. Melhoria do moral e da motivação

Entre outros benefícios da cirurgia bariátrica, a sua disposição e motivação melhoram com uma mudança significativa na sua aparência e peso. Dá-lhe uma sensação de felicidade e mais energia e fá-lo olhar para a vida com mais entusiasmo e motivação. Lembre-se de que tem valor e é capaz de mudar e melhorar a si próprio.

5. Melhorar a qualidade da vida quotidiana

Outro benefício da cirurgia bariátrica é a perda de peso. Ao perder peso, consegue realizar as suas actividades diárias de forma mais confortável. Desde as coisas mais simples, como caminhar e subir e descer escadas, até às actividades desportivas, como correr, nadar e jogar badminton, todas elas lhe dão mais prazer e melhor saúde. Além disso, ao melhorar a resistência e a energia, pode conseguir um melhor descanso e sono.

6. Melhorar o controlo do açúcar no sangue

A diabetes está normalmente associada à obesidade. Ao perder peso, os níveis de açúcar no sangue são controlados e o risco de diabetes tipo 2 é reduzido. Isto permite-lhe desfrutar de uma vida mais longa sem problemas de diabetes e reduzir a sua dependência de medicamentos para o açúcar no sangue.

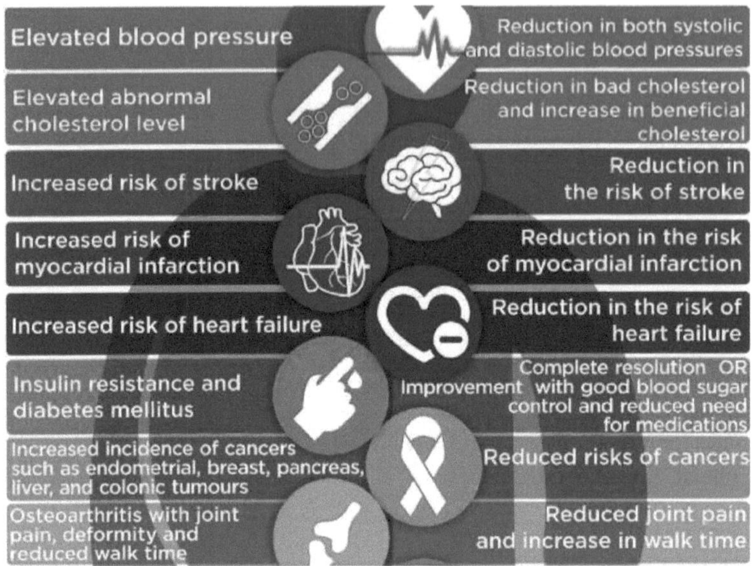

Figura 26. Renew Bariatrics conclui que os benefícios da cirurgia bariátrica ainda superam os riscos

7. Melhorar o conforto do sono e do repouso

A obesidade pode levar a problemas de sono, como perturbações respiratórias do sono (apneia nocturna) e sono agitado (despertares frequentes durante a noite). Com a cirurgia bariátrica e a perda de peso, estes problemas serão reduzidos e poderá descansar melhor. Um sono mais profundo e reparador significa um melhor descanso, mais energia no dia a dia e melhor disposição.

8. Aumentar a vida útil

A investigação mostra que a cirurgia bariátrica pode aumentar o seu tempo de vida. Ao perder peso e melhorar a sua saúde, o risco de doenças cardiovasculares e outras doenças crónicas diminui e espera-se viver uma vida mais saudável e mais ativa. O aumento da esperança de vida é outro benefício da cirurgia bariátrica.

9. Melhorar a interação social

Ao perder peso, irá melhorar significativamente as suas interações sociais. Uma maior auto-confiança, um aumento da auto-confiança e mudanças na aparência permitem-lhe participar ativamente em actividades sociais e em vários eventos. Isto pode reforçar as suas relações com os outros e torná-lo um membro mais ativo e feliz da sociedade.

10. Reduzir o risco de doenças relacionadas com a obesidade

A obesidade é conhecida como um fator de risco para muitas doenças. Com a cirurgia bariátrica e a perda de peso, reduz-se o risco de doenças relacionadas com a obesidade, como as doenças cardiovasculares, a diabetes tipo 2, a hipertensão arterial, a doença biliar comum e as doenças inflamatórias crónicas. Isto permite-lhe ter mais saúde a longo prazo e evitar os problemas e efeitos secundários destas doenças na meia-idade.

11. Melhorar o desempenho diário

Outro benefício da cirurgia de perda de peso é a perda de peso e a melhoria do seu desempenho diário. Poderá ser capaz de funcionar melhor no trabalho, na escola ou nas suas actividades diárias. Em geral, ao aumentar a capacidade física e melhorar a resistência, mais concentração, mais energia e melhor memória, pode ter um melhor desempenho na sua vida e aproveitar ao máximo todas as oportunidades que lhe são dadas.

12. Redução da dor e das complicações físicas

Um dos benefícios da cirurgia bariátrica é a redução da dor e das complicações físicas. A obesidade pode exercer uma grande pressão sobre as articulações, a coluna vertebral e outras partes do corpo, causando dor e desconforto. Ao reduzir o peso e a pressão sobre estas estruturas, pode sentir menos dor e ter menos complicações físicas.

13. Aumentar a quantidade de energia e o nível de atividade

Ao perder peso e melhorar a sua saúde, os seus níveis de energia aumentarão. Sentir-se-á menos cansado e sonolento e poderá participar facilmente nas suas actividades diárias e desportivas. Isto permite-lhe ter uma vida enérgica e ativa e aproximar-se dos seus objectivos na vida.

14. Melhorar o sono e reduzir os problemas de sono

A obesidade pode ter efeitos graves no seu sono. Ao perder peso, o risco de problemas de sono como insónias, perturbações respiratórias do sono (obstrução crónica das vias respiratórias) e apneia do sono diminui. Um sono melhor significa um descanso melhor, mais energia e uma melhor qualidade de vida.

15. Melhorar a sua psique

Ao perder peso e melhorar a forma do seu corpo, a sua auto-confiança e humor melhoram. O sentimento de sucesso e de felicidade resultante da realização do objetivo e da obtenção de uma forma corporal ideal dá-lhe mais motivação e energia. Estas mudanças psicológicas permitem-lhe enfrentar melhor o stress diário e viver a vida com alegria e vitalidade.

16. Aumento da esperança de vida

Outro benefício da cirurgia bariátrica é o aumento da sua esperança de vida. Ao reduzir o risco de doenças crónicas relacionadas com a obesidade, a sua esperança de vida aumentará significativamente. Isto permitir-lhe-á passar muitos mais anos de saúde, paz e prazer. A longevidade é o último benefício da cirurgia bariátrica.

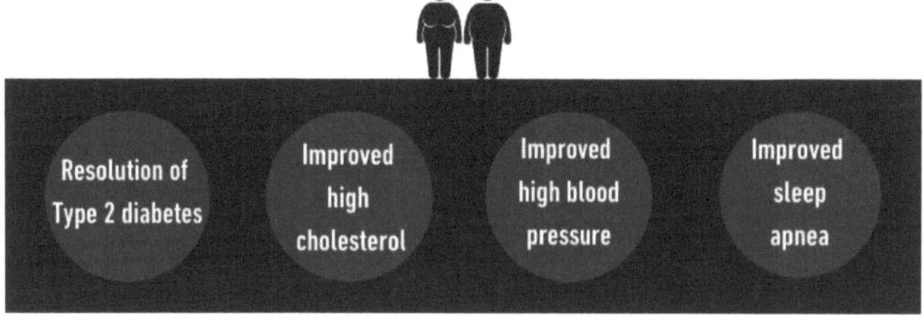

Figura 27. A cirurgia bariátrica é adequada para mim?

Algumas citações dos maiores médicos do mundo sobre os benefícios da cirurgia bariátrica

De seguida, referiremos algumas das citações dos maiores médicos do mundo neste domínio e o impacto desta prática na vida das pessoas:

1. Dr. John Smith, cirurgião bariátrico

De acordo com o Dr. John Smith, os benefícios da cirurgia bariátrica são os seguintes: A cirurgia bariátrica é uma mudança de vida para muitos pacientes. Podem ter melhor aspeto, sentir-se melhor e realizar as suas actividades diárias com facilidade. Esta prática afecta a autoestima e a saúde dos rins e proporciona uma melhoria significativa na vida dos pacientes.

2. Dra. Sarah Wilson, cirurgiã bariátrica

Com a cirurgia bariátrica, os doentes poderão sentir-se melhor e participar mais ativamente na vida. Benefícios como a melhoria da saúde, o aumento da energia e a redução da dor e das complicações físicas podem melhorar significativamente a qualidade de vida de uma pessoa.

3. Dr. Robert Anderson, cirurgião bariátrico

O Dr. Anderson fala sobre os benefícios da cirurgia de perda de peso: Entre os benefícios da cirurgia bariátrica, está a melhoria da vida através da melhoria das condições físicas, do desempenho sexual, do aumento da auto-confiança e da melhoria da moral e do sentimento geral. Esta operação é uma oportunidade que os pacientes podem aproveitar e experimentar uma vida melhor.

Os benefícios da cirurgia bariátrica são muito maiores do que as desvantagens. Uma vez que a obesidade é conhecida como a doença mais comum do século e que muitas pessoas perdem a saúde devido a esta doença todos os anos, deve dizer-se que a vantagem da cirurgia bariátrica pode ser muito mais significativa do que não fazer qualquer ação. Em resposta à questão de saber quais são os benefícios da cirurgia bariátrica, é um assunto que muitos cientistas e especialistas na área da medicina e da nutrição estão a discutir atualmente.

A cirurgia bariátrica é um dos métodos utilizados para combater e controlar a obesidade na sua forma grave. Normalmente, este método é utilizado quando outros métodos, como a dieta e a atividade física, não são muito eficazes, ou quando o excesso de peso causa muitos danos à saúde da pessoa. Neste caso, um dos métodos mais práticos é a cirurgia.

Benefícios de uma cirurgia bariátrica bem sucedida e o seu impacto

Na cirurgia bariátrica, a primeira coisa importante é escolher um cirurgião equino qualificado. Após o período de recuperação, a pessoa deve manter a sua saúde com a ajuda de regimes terapêuticos e exercício físico.

Razões para a necessidade de cirurgia bariátrica

Um dos fenómenos que constitui um dos factos da vida social atual é a obesidade. A cirurgia bariátrica é uma ferramenta eficaz para prevenir ou controlar os problemas que podem ocorrer devido à obesidade. Normalmente, este método é utilizado quando outros métodos, incluindo a dieta e a atividade física, não são eficazes. Por um lado, a cirurgia provoca uma grande perda de peso em excesso, o que limita a pessoa mesmo nas actividades diárias. Por outro lado, ao ajudar a ter um peso equilibrado, reduz o risco de doenças crónicas. Estas doenças incluem doenças cardíacas e acidentes vasculares cerebrais, hipertensão arterial, doença hepática gorda não alcoólica (NAFLD) ou esteato-hepatite não alcoólica (NASH), apneia do sono e diabetes tipo 2.

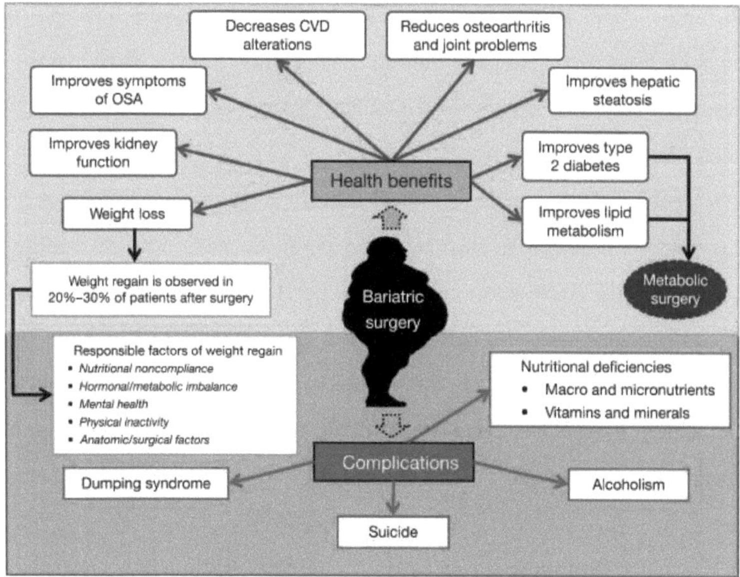

Figura 28. Cirurgia bariátrica

Apresentação dos benefícios da cirurgia bariátrica

Se mencionarmos o primeiro mecanismo e melhor dizendo os benefícios da cirurgia bariátrica, podemos naturalmente mencionar a redução do espaço do estômago. O benefício deste facto está em armazenar os alimentos e assim sentir a sensação de saciedade mais cedo e depois ajudar a limitar a absorção das calorias dos alimentos através do processo ou interferindo com os processos que ocorrem no organismo.

Neste contexto, a consulta de um cirurgião para escolher o mecanismo de ação e, assim, escolher o método de cirurgia gástrica é um caminho a seguir. Um dos problemas das pessoas que normalmente tentam perder peso é o facto de voltarem a ganhar o peso perdido. Normalmente, a utilização de uma dieta cetogénica e a redução do consumo de hidratos de carbono a curto prazo leva à perda de peso, mas a longo prazo tem um efeito negativo na perda de peso.

Podemos chamar-lhe perda de peso sustentável quando uma pessoa mantém essa perda de peso durante pelo menos 5 anos. Perder peso e perdê-lo várias vezes pode reduzir a disposição de uma pessoa para ter um peso adequado.

Este problema torna-se mais visível quando sabemos que menos de 5% das pessoas conseguem manter a sua perda de peso com os métodos convencionais. Além disso, uma grande percentagem de pessoas depara-se com o regresso do peso perdido um ano após a perda de peso. A cirurgia bariátrica pode evitar este fenómeno se for combinada com outros elementos essenciais, como uma dieta equilibrada e uma atividade desportiva adequada.

A primeira vantagem da cirurgia bariátrica: Melhoria e controlo a longo prazo da diabetes tipo 2

Neste tipo de estudo, demonstra-se que a cirurgia bariátrica tem um efeito significativo no tratamento da diabetes tipo 2. De tal forma que, se uma pessoa usa insulina por injeção, a sua necessidade de usar insulina desaparece ou controla a sua doença com tratamentos mais suaves, como o uso de medicamentos orais como a metformina, glibenclamida, gliclazida ou zipmet. Estes efeitos podem ser fiáveis durante pelo menos 3 anos, desde que se pratique uma atividade física adequada e se tenha um estilo de vida saudável.

O segundo benefício da cirurgia bariátrica: Aumentar o nível de melhoria da saúde cardiovascular de uma pessoa

A perda de peso e a obesidade extrema ajudam a normalizar a atividade de uma pessoa. A longo prazo, isto pode levar a resultados como a redução do risco de acidente vascular cerebral, doença arterial coronária e doença cardíaca periférica, aumentando o nível de atividade física. Muitos estudos demonstraram que a perda de peso conseguida após a cirurgia desempenha um papel significativo na redução de mortes relacionadas com acidentes vasculares cerebrais, hipertensão arterial e enfarte do miocárdio. Além disso, a tensão arterial e os níveis de colesterol no sangue podem baixar para valores normais ou quase normais após a cirurgia.

Isto reduz a incidência de doenças crónicas que perturbam as actividades diárias de uma pessoa. É natural que os fenómenos que causam efeitos negativos na vida de uma pessoa do ponto de vista físico, mental e até económico diminuam. No final, podemos estar optimistas quanto ao facto de a cirurgia bariátrica aumentar o nível de saúde e prosperidade da pessoa que foi operada.

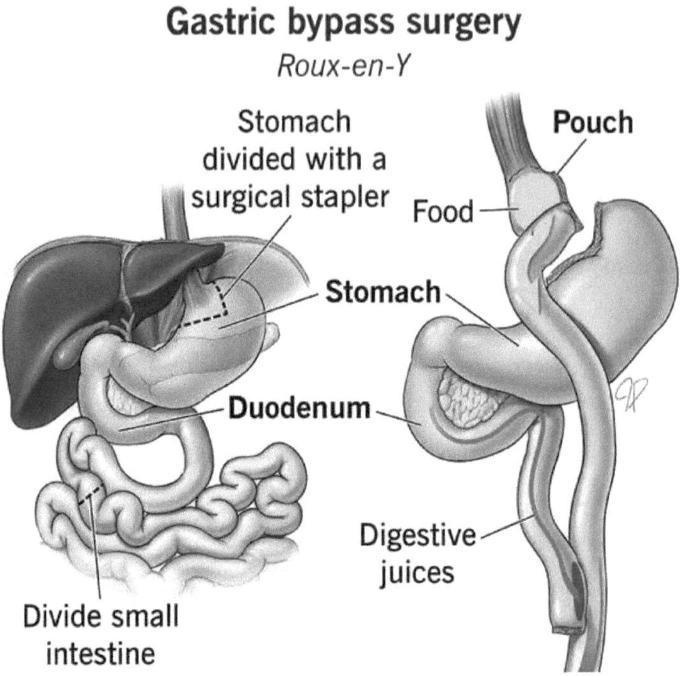

Figura 29. Cirurgia de bypass gástrico (em Y de Roux): Requisitos e recuperação

O terceiro benefício da cirurgia bariátrica: Ajudar a ultrapassar a depressão

Infelizmente, um dos fenómenos que ocorre em pessoas que sofrem de obesidade, especialmente obesidade grave, é uma má imagem corporal, uma diminuição da autoestima e da autoconfiança dessas pessoas, e o rótulo social e o estigma que é colocado sobre essas pessoas, e isso pode levar a É uma forte razão para a ocorrência de depressão e uma diminuição do desejo de viver e desfrutar.

Por exemplo, nos jovens que têm um grande excesso de peso, a motivação para participar em actividades de que até podem gostar, como sair, praticar desporto e actividades recreativas, pode levar a consequências como o isolamento social e a depressão.

Para lidar com estas condições anómalas, a redução deste peso extra pode aumentar significativamente a saúde mental destes doentes. Num estudo prático realizado neste domínio, observou-se que as pessoas que foram submetidas a cirurgia bariátrica registaram uma redução de 32,7% da depressão no momento da cirurgia e uma redução de 16,5% da depressão 6 a 12 meses após a cirurgia.

O valor disto é quando sabemos que as pessoas são um dos bens sociais e a ocorrência de depressão e tédio mental nelas pode levar a uma diminuição da atividade e da produtividade na sociedade, para além dos efeitos negativos para o indivíduo, e a cirurgia bariátrica é uma das boas ferramentas para lidar com o problema.

A quarta vantagem da cirurgia bariátrica: Reduzir a incidência de apneia obstrutiva do sono

Um dos problemas das pessoas obesas é o distúrbio respiratório, que inclui diferentes níveis, desde o ressonar até à apneia obstrutiva do sono. A perda de peso e o regresso do peso cirúrgico ao nível normal podem ajudar muito a reduzir este problema. A este respeito, observa-se uma melhoria significativa em 80 a 85 pessoas.

A vantagem mais importante da cirurgia bariátrica é a redução das dores articulares

Sabendo isto, é óbvio que a obesidade e o excesso de peso grave podem colocar uma grande carga e pressão nas articulações, costas, coluna vertebral e medula espinal de uma pessoa. Isto leva a dores crónicas e a problemas de movimento, bem como a uma redução do leque de actividades da pessoa e, consequentemente, perturba as actividades diárias.

A perda de peso após a cirurgia bariátrica reduz a pressão sobre as articulações da pessoa operada. Consequentemente, isto reduzirá a necessidade de utilizar analgésicos (que, por sua vez, podem levar a complicações e ainda mais obesidade). Felizmente, uma pessoa pode sentir o prazer de aumentar a atividade física, a mobilidade e a vitalidade.

O efeito da cirurgia bariátrica na melhoria da fertilidade

A obesidade pode melhorar a fertilidade durante os anos férteis numa pessoa que tenha sido submetida a uma cirurgia. Um dos benefícios é a redução do risco de aborto numa pessoa. Outro aspeto é a melhoria do ciclo menstrual nas mulheres que foram submetidas a esta cirurgia. Lembre-se que a escolha do cirurgião é importante para obter estes benefícios. Se a cirurgia bariátrica for efectuada por um cirurgião experiente, não é mais perigosa do que a cirurgia da vesícula biliar ou do joelho.

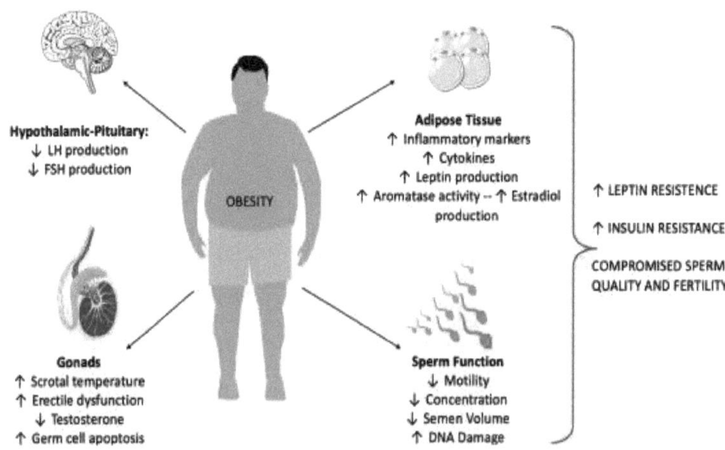

Figura 30. O impacto da obesidade e a subsequente perda de peso através da cirurgia bariátrica

Um aconselhamento adequado e um apoio pós-operatório podem ser muito importantes para os doentes. A observação de alguns pontos simples após a operação também ajuda a melhorar as condições individuais. O primeiro é dar pequenas dentadas e evitar engolir grandes quantidades. O segundo caso é não consumir líquidos e água durante as refeições.

Por este motivo, não devem ser ingeridos líquidos entre 30 minutos antes e 30 minutos depois da refeição. Embora isto possa ser difícil no início, torna-se gradualmente normal para a pessoa. O benefício desta abstinência é também a prevenção de problemas como o fígado gordo e a indigestão. Exceto para as pessoas após a cirurgia, estas devem também utilizar suplementos nutricionais, para além de seguirem a dieta. No caso da cirurgia de bypass, estes suplementos devem ser tomados para toda a vida.

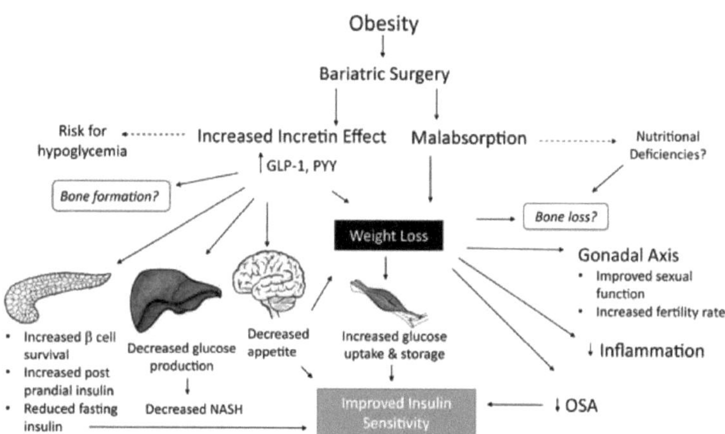

Figura 31. Efeitos combinados após a cirurgia bariátrica

Capítulo III

Complicações das cirurgias de obesidade

Complicações da cirurgia bariátrica

Embora a cirurgia bariátrica possa mudar completamente as nossas vidas, devemos saber que, como qualquer outra cirurgia, pode ter complicações e riscos. Estas complicações têm dois tipos, a longo prazo e a curto prazo, que explicaremos mais pormenorizadamente no resto do artigo.

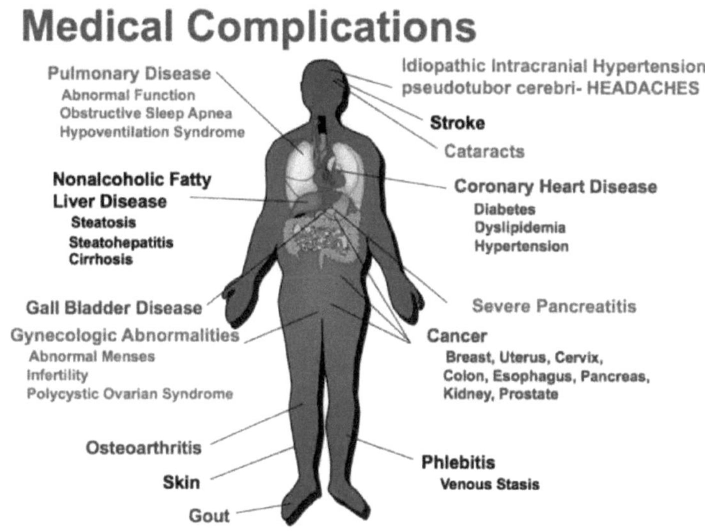

Figura 32. Cirurgia bariátrica

Complicações a longo prazo

Após a cirurgia bariátrica, alguns de vós podem enfrentar complicações a longo prazo e a sua qualidade de vida será afetada por estas complicações. De seguida, vamos saber mais sobre estas complicações.

1. Deficiências nutricionais

Um dos efeitos secundários a longo prazo da cirurgia de perda de peso são as deficiências nutricionais. Com as alterações no sistema digestivo e na absorção de nutrientes, podem ocorrer complicações como deficiência de ferro, vitamina B12, vitamina D, cálcio e ácido fólico. Estas deficiências podem levar a problemas como a redução de energia, fraqueza geral, danos nos ossos e problemas no sistema nervoso.

2. Cálculos biliares

A rápida perda de peso após a cirurgia de perda de peso pode aumentar o risco de desenvolver cálculos biliares. Estes cálculos podem causar sintomas como dor intensa na parte superior do abdómen, náuseas e vómitos, pele amarela e urina escura.

3. Refluxo gastroesofágico

Algumas pessoas podem sofrer de doença do refluxo gastroesofágico após a cirurgia de perda de peso. Nesta doença, o ácido do estômago regressa ao esófago e causa sintomas como azia, náuseas, vómitos e dor na parte superior do abdómen.

4. Alteração da função intestinal

Após a cirurgia de perda de peso, os intestinos e o sistema digestivo são afectados, podendo ocorrer alterações no funcionamento dos intestinos e problemas digestivos. Estes efeitos secundários podem incluir diarreia, obstipação, inchaço abdominal e inchaço excessivo.

5. Problemas emocionais e psicológicos

Algumas pessoas podem não estar familiarizadas com a sua nova aparência e sofrer de depressão após a cirurgia de perda de peso.

Alterações nas relações sociais e ansiedade são outros efeitos secundários da cirurgia bariátrica neste domínio.

6. Desnutrição

Outro efeito secundário a longo prazo da perda de peso é a desnutrição. Nas cirurgias de emagrecimento, como se verifica uma perda de peso significativa num curto período de tempo, absorve-se menos calorias e nutrientes e pode sofrer de desnutrição. Para não sofrer desta complicação, não se esqueça de ouvir as instruções do cirurgião após a operação e de tomar os suplementos a sério.

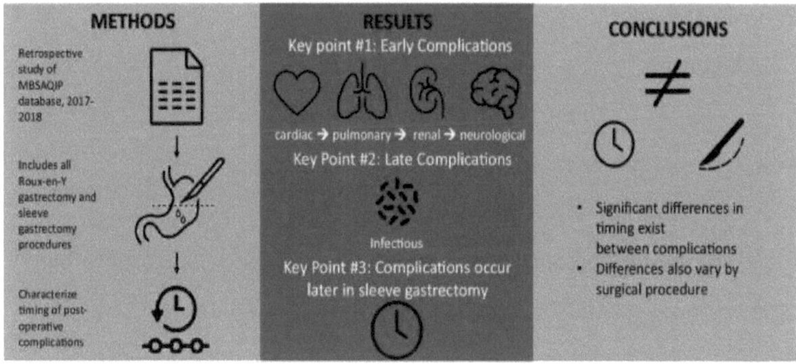

Figura 33. Caracterização do tempo das complicações pós-operatórias

7. Queda de cabelo

Nas cirurgias de emagrecimento, o processo de perda de peso acontece rapidamente e os nutrientes são direcionados para os órgãos vitais do corpo, como o coração, o cérebro, os rins e o fígado. A falta de nutrientes que chegam ao couro cabeludo é uma das razões para a queda de cabelo após procedimentos de emagrecimento. Além disso, após a operação, é necessário seguir uma dieta especial e, durante a dieta, pode não ser possível ingerir as vitaminas necessárias para o crescimento do cabelo e, por esta razão, registar-se-á queda de cabelo. Para não sofrer de queda de cabelo, tome a sério os suplementos prescritos pelo seu médico. Se seguir as instruções do médico, é provável que não haja queda de cabelo ao fim de um ano.

8. Fuga gástrica

O vazamento do estômago é uma das complicações cuja probabilidade de ocorrência é muito baixa. Se o cirurgião não suturar corretamente o local da incisão, existe a possibilidade de a sutura se rasgar em partes do estômago. O resultado é a saída de alimentos e líquidos do estômago. Os sintomas de fuga são os seguintes

- Febre;
- Náuseas e vómitos;
- Dor no abdómen;
- Aumento da pulsação.

O facto de esta complicação ocorrer ou não em operações ao estômago, como o bypass gástrico e a manga gástrica, depende muito da técnica do cirurgião. Evite possíveis complicações escolhendo o médico correto.

9. Flacidez da pele

Um dos efeitos secundários da cirurgia bariátrica com que se pode deparar é a flacidez da pele. A flacidez da pele ocorre normalmente devido à rápida perda de peso nas cirurgias de emagrecimento. Após a operação, o corpo não consegue adaptar-se rapidamente às novas condições. Por este motivo, após a cirurgia, devido à perda de peso e à redução da gordura sob a pele, a pele fica flácida e dita solta. Esta condição pode ser tratada com tratamentos de beleza após a cirurgia de perda de peso que são complementares às cirurgias de perda de peso, e pode eliminar completamente a flacidez da pele.

10. Obstrução do intestino delgado

Um dos efeitos secundários da cirurgia de perda de peso é a obstrução do intestino delgado, o que, naturalmente, acontece muito raramente. Esse problema ocorre devido ao estreitamento da via de comunicação entre o estômago e o intestino e pode ser observado no período de 4 a 6 semanas após a cirurgia. Menos de 5% das pessoas que fazem cirurgia para emagrecer podem ter esse problema. Esta complicação ocorre em pessoas que foram submetidas a cirurgia de bypass e, como mencionado, é muito rara. Se se deparar com este problema, tome medidas imediatas para o resolver. Normalmente, este problema desaparece sem cirurgia.

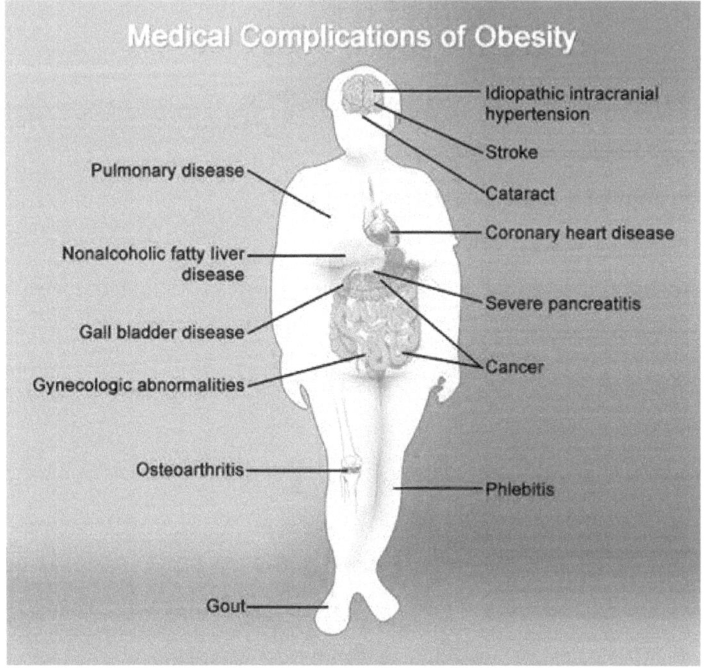

Figura 34. Complicações da Obesidade

Complicações a curto prazo

As complicações que discutiremos a seguir ocorrem geralmente nos primeiros dias após a cirurgia e, de acordo com as condições de cada pessoa, bem como as condições da cirurgia, podem ter gravidade e duração diferentes.

1. Infeção

A infeção pode ocorrer após qualquer tipo de cirurgia, e a cirurgia bariátrica não é exceção. Para minimizar o risco de infeção, os seguintes pontos devem ser observados antes, durante e após a operação:

- Antes da operação, deve consultar o cirurgião para tomar antibióticos para evitar infecções após a operação;
- Durante o procedimento, o seu cirurgião deve seguir técnicas estéreis rigorosas;
- Após a operação, é necessário desinfetar regularmente o local da cirurgia e seguir as instruções abaixo;
- Manter a ferida limpa e seca;
- Mudar regularmente o penso;
- Informe o seu médico sobre qualquer dor, vermelhidão, inchaço ou corrimento.

2. Náuseas e vómitos

Quase todas as pessoas sentem náuseas e vómitos após várias cirurgias. Este estado após a cirurgia bariátrica pode dever-se à sensibilidade aos anestésicos ou a razões relacionadas com a operação, sobre as quais falaremos mais adiante.

- Alterações do tamanho e da função do estômago;
- Alteração do nível das hormonas;
- Alterações alimentares.

Para gerir esta situação, é preferível observar o seguinte

- Comer devagar e com controlo;
- Faça refeições mais pequenas, mas faça mais refeições ao longo do dia;
- Evitar alimentos gordos e condimentados e bebidas gaseificadas que irritam o estômago;
- Tomar medicamentos anti-náuseas com o conselho do médico;
- Mantenha o seu corpo hidratado, bebendo muitos líquidos;
- As náuseas e os vómitos são geralmente transitórios e desaparecem à medida que o organismo se adapta às novas alterações.

3. Dores de estômago

A dor abdominal é outro efeito secundário da cirurgia bariátrica e pode ocorrer pelas seguintes razões

- **Dor no local da cirurgia**

Esta dor é completamente normal e irá melhorar ao fim de algum tempo.

- **Gases e inchaço**

As alterações que ocorrem no seu sistema digestivo após a cirurgia bariátrica podem aumentar a produção de gases e o inchaço, e estes gases acabam por causar dor abdominal.

4. Coagulação do sangue

Um dos efeitos secundários da cirurgia bariátrica, que raramente acontece, é o problema de coagulação do sangue nos membros inferiores. Esta complicação após a operação apresenta os seguintes sintomas.

- Pés doridos;
- Inchaço e vermelhidão do pé;

- Falta de ar com tosse.

Como já dissemos, este problema é muito raro e pode ser prevenido através de um estilo de vida ativo e da utilização de anticoagulantes.

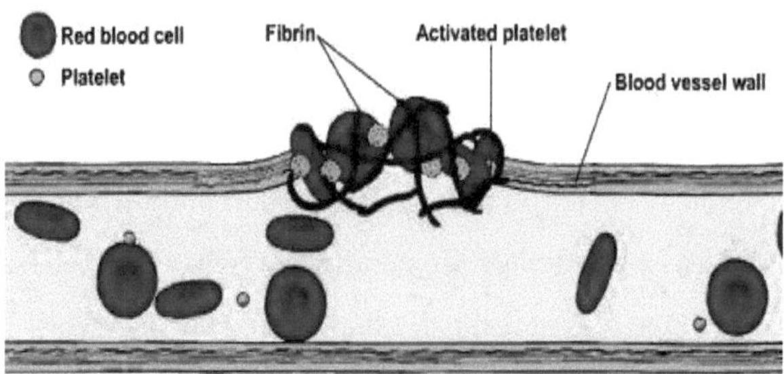

Figura 35. Coágulos de sangue: Tapar as ruturas

5. Síndrome de dumping

A síndrome de dumping é outro efeito secundário da cirurgia bariátrica. Nesta condição, o alimento passa do estômago para o intestino delgado muito rapidamente e provoca a libertação de hormonas e uma resposta fisiológica exagerada. A síndrome de dumping tem os seguintes sintomas:

- Náuseas e vómitos;
- Cólicas abdominais e diarreia;
- Tonturas e suores;
- Batimento cardíaco rápido.

Este síndroma pode ocorrer entre 30 minutos e 3 horas depois de comer. A síndrome de dumping pode ser controlada através de alterações na dieta. Para não sofrer desta síndrome, é melhor seguir as seguintes recomendações.

- Faça refeições mais pequenas e coma uma refeição mais vezes;
- Evitar comer alimentos doces e gordos;
- Coma alimentos ricos em proteínas;

- Em casos graves, pode utilizar medicamentos em consulta com o seu médico.

A cirurgia de sleeve tem efeitos secundários?

Sim. A cirurgia de manga é uma das cirurgias de emagrecimento e pode ter os seguintes efeitos secundários:

- Hemorragia;
- Inflamação;
- Infeção;
- Problemas digestivos.

De acordo com os relatórios oficiais, o risco de morte após a cirurgia de perda de peso é de cerca de 0,01%, talvez se der uma vista de olhos ao quadro abaixo, fique menos preocupado com a cirurgia ao estômago.

Tipo de ação	Perigo de morte
Cirurgia para perda de peso - bypass gástrico	2,2 por mil operações
Cirurgia de emagrecimento com manga gástrica	1,9 por mil operações
Remoção da vesícula biliar	1,5 por mil acções
Cesariana	4 por mil acções

Infelizmente, algumas pessoas com fins lucrativos efectuam a cirurgia bariátrica sem terem conhecimentos e experiência suficientes, o que causa a morte de pessoas ou provoca os piores efeitos secundários da cirurgia ao estômago, mesmo permanentemente depois.

Por esta razão, é preciso dizer claramente que a cirurgia gástrica não é perigosa se for efectuada por um médico especialista e se as instruções do cirurgião forem integralmente seguidas.

Quais são os efeitos secundários da cirurgia ao estômago para perda de peso?

Apesar de a cirurgia ser minimamente invasiva, tem os seus efeitos secundários, embora ao visitar um cirurgião especializado que esteja familiarizado com todos os tipos de métodos de cirurgia de emagrecimento, possa minimizar a experiência de complicações da cirurgia ao estômago após a cirurgia. Alguns efeitos secundários da cirurgia ao estômago são devidos à anestesia geral, sendo os vómitos e as náuseas esses efeitos secundários. No entanto, se não seguir a dieta e comer demasiado ou consumir alimentos sólidos após a cirurgia de perda de peso, irá sentir náuseas e vómitos.

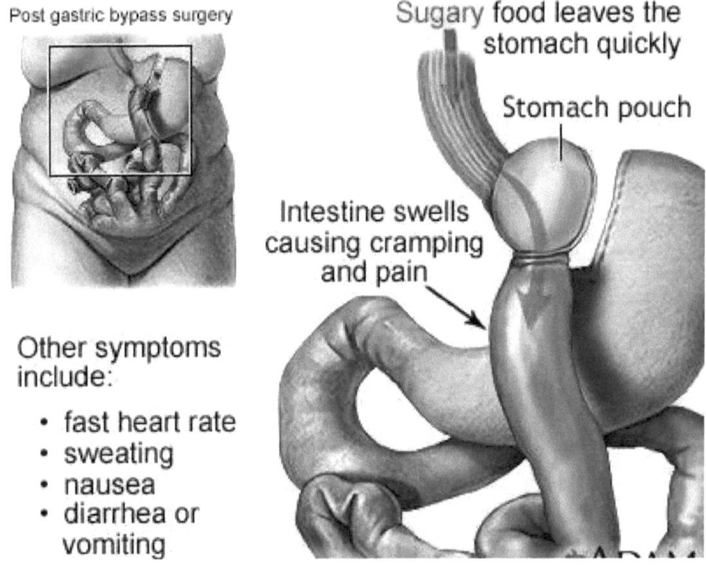

Figura 36. Cirurgia de bypass gástrico Informação

Embolia ou coágulo de sangue

Após a realização de uma cirurgia, como a cirurgia de perda de peso, pode formar-se um coágulo sanguíneo nas pernas do paciente, e este coágulo sanguíneo pode entrar na corrente sanguínea, entrar no pulmão e causar a morte do tecido, neste caso, a vida do paciente está em risco. ameaça A embolia é uma das complicações da cirurgia de bypass gástrico que pode ocorrer, mas a probabilidade de embolia após a cirurgia de emagrecimento do estômago é muito baixa e só ocorre em cerca de 1% dos pacientes que são encaminhados para um cirurgião especialista em clínicas e hospitais de renome. O risco é minimizado.

Queda de cabelo

Outra complicação da cirurgia do estômago na cirurgia de emagrecimento é que alguns pacientes queixam-se de queda de cabelo nos primeiros meses após a cirurgia, mas esta queda de cabelo é completamente natural e temporária. Esta queda de cabelo deve-se ao stress da cirurgia (eflúvio telógeno), que será discutido nos próximos artigos. De facto, o folículo piloso permanece e apenas os fios de cabelo caem, e após alguns meses da cirurgia, o crescimento do cabelo é retomado.

Pele flácida ou solta

Outro efeito secundário da cirurgia ao estômago na cirurgia de emagrecimento é a flacidez da pele, perde-se muito peso, esta perda de peso num curto período de tempo pode fazer com que a pele se solte e fique flácida. A quantidade de pele flácida depende de factores como a idade, o exercício, a velocidade de perda de peso e o grau de elasticidade da pele da pessoa, mas não há necessidade de se preocupar, se a flacidez da pele for grande, com a ajuda da cirurgia estética abdominal (abdominoplastia), pode resolver o problema da pele flácida para sempre.

A deficiência de vitaminas e proteínas é outro efeito secundário da cirurgia ao estômago

Na cirurgia de emagrecimento, devido aos diferentes métodos, alguns efeitos secundários são diferentes, na cirurgia de sleeve gástrico, não há alteração do processo digestivo, e por isso, após a cirurgia de sleeve, não sofrerá de falta de vitaminas e minerais. Mas em alguns casos, após a cirurgia de bypass gástrico, a absorção de minerais e vitaminas diminui, e o médico prescreve-lhe suplementos alimentares e multivitaminas, que deve tomar de acordo com as instruções.

Estas vitaminas incluem citrato de cálcio, multivitaminas, vitamina D3, vitamina B12, ferro e cálcio. Naturalmente, a deficiência de vitamina D é muito comum em pessoas que sofrem de obesidade ou têm excesso de peso, pelo que é preferível utilizar multivitaminas de acordo com a opinião do médico. Além disso, para garantir a saúde de uma pessoa, o cirurgião recomenda a realização de análises ao sangue a intervalos regulares.

Prisão de ventre

Outros efeitos secundários da cirurgia ao estômago são a obstipação. Se não beber líquidos suficientes após a cirurgia de emagrecimento e de bypass gástrico, pode ficar com prisão de ventre. Naturalmente, se já sofria de obstipação antes da cirurgia bariátrica, este problema pode também acompanhá-lo após a cirurgia bariátrica. Mas não tem de se preocupar com a obstipação e a diarreia após a cirurgia, após um curto período de tempo este problema será resolvido rapidamente e a melhor forma de o tratar é beber 8 a 12 copos de líquidos que contenham fibras suficientes, como o sumo de laranja.

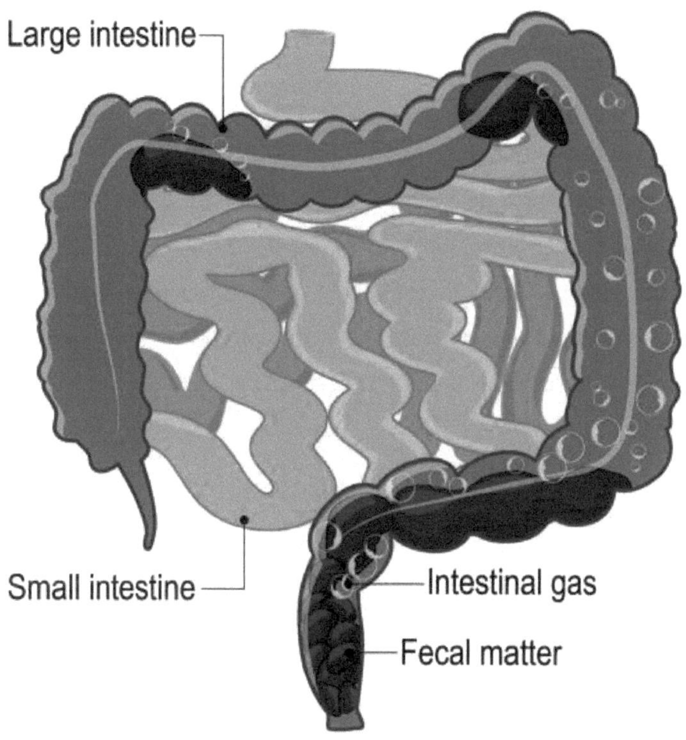

Figura 37. Tratamento da obstipação em Atlanta

Esvaziamento do estômago

O dumping estomacal é um dos efeitos secundários da cirurgia ao estômago. Após a cirurgia de emagrecimento do estômago, a capacidade do seu estômago é de 28 a 30 gramas, e se consumir demasiada comida, a dor e a náusea estão à sua espera. Deve também habituar-se a comer devagar, caso contrário sofrerá de síndrome de dumping. Na síndrome de dumping, os alimentos entram rapidamente no intestino delgado e provocam uma queda súbita da tensão arterial, fraqueza, tonturas ou mesmo tremores. Outro tipo de síndroma de dumping ocorre algum tempo depois de comer e deve-se a um aumento súbito do açúcar no sangue. Para evitar esta síndrome, coma devagar e mastigue bem os alimentos. Utilize alimentos ricos em fibras na sua dieta e reduza o consumo de doces e açúcar artificial.

Complicações da manga gástrica

Cada uma das cirurgias de emagrecimento tem certas complicações devido à diferença no método cirúrgico. Um dos efeitos secundários após a manga gástrica é a incapacidade de comer uma grande quantidade de alimentos e de os comer rapidamente. Mas, em geral, após a cirurgia, o doente pode ter uma das seguintes complicações:

- Reflexo ácido;
- Fuga de líquido gástrico;
- Estenose ao longo do saco gástrico;
- Obstrução gástrica.

Se a cirurgia for efectuada por um médico inexperiente e se forem utilizados materiais de má qualidade no processo da cirurgia de redução do estômago, o doente sofrerá alguns efeitos secundários, um dos quais é o vazamento do estômago após a cirurgia. Na cirurgia de redução do estômago, as partes cortadas do estômago são agrafadas. Se estes agrafos não forem aplicados corretamente, o conteúdo do estômago irá vazar através dos agrafos. Se isto acontecer rapidamente, não há motivo para preocupação. Se notar algum dos seguintes sintomas após a cirurgia de redução do estômago, consulte o cirurgião imediatamente:

- Aumento do ritmo cardíaco;
- Falta de ar;
- Dor no abdómen;
- Dor no peito;
- Dor no ombro;
- Tonturas;

➢ Febre.

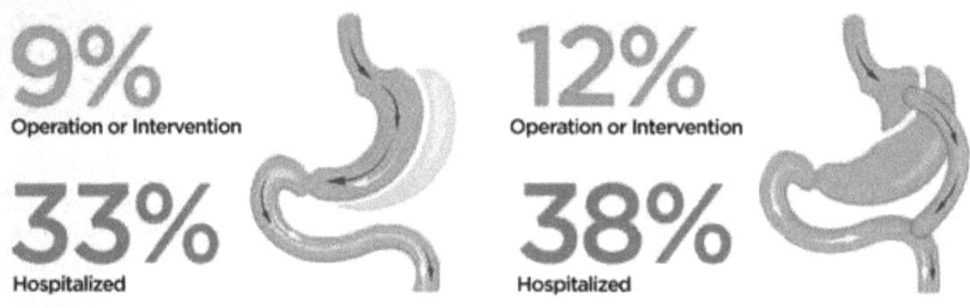

Figura 38. Estudo mostra menores complicações a longo prazo com a cirurgia de manga gástrica

Complicações do bypass gástrico

A duração da cirurgia de bypass gástrico é mais longa do que a da gastrostomia, e os efeitos secundários causados pelos anestésicos, etc., são muito maiores neste método de emagrecimento, mas, em geral, após a cirurgia de bypass gástrico, pode sentir os seguintes efeitos secundários

- ➢ Falta de nutrientes devido ao desvio de parte do intestino delgado;
- ➢ Aumento da sensibilidade ao álcool;
- ➢ Úlceras;
- ➢ Ileus;
- ➢ Perfuração do estômago.

Coagulação do sangue

Para reduzir o risco de formação de coágulos sanguíneos após a cirurgia bariátrica, serão utilizadas meias especiais ou anticoagulantes. A utilização destes métodos é por vezes mais frequente nas primeiras semanas após a cirurgia. Os locais mais comuns para a formação de coágulos sanguíneos são as pernas (trombose venosa profunda) ou os pulmões (embolia pulmonar).

Os sintomas de coágulos sanguíneos após a cirurgia podem incluir

- A perna do doente torna-se dolorosa e sensível;
- Inchaço, vermelhidão ou calor na parte inferior da perna;
- Dor no peito que pode piorar com a respiração profunda;
- Falta de ar ou tosse;
- Sentir-se fraco ou com tonturas.

Se pensa que pode ter um coágulo sanguíneo, contacte o seu cirurgião bariátrico o mais rapidamente possível.

Infeção da ferida

Por vezes, as feridas cirúrgicas podem infetar durante a cicatrização.

Os sintomas de uma infeção da ferida podem incluir

- Dor na ferida ou à volta dela;
- Pele vermelha, quente e inchada;
- A ferida cirúrgica liberta pus e secreções.

Derrame intestinal após cirurgia bariátrica

Nos dias ou semanas que se seguem ao bypass gástrico ou à gastrectomia em manga, existe uma pequena possibilidade de haver fuga de alimentos para o estômago. Um intestino com fugas após a cirurgia bariátrica pode causar uma infeção grave no interior do abdómen.

Os sintomas de uma fuga podem incluir

- Febre e arrepios invulgares;

- Batimento cardíaco rápido;
- Dores de estômago;
- Respiração rápida.

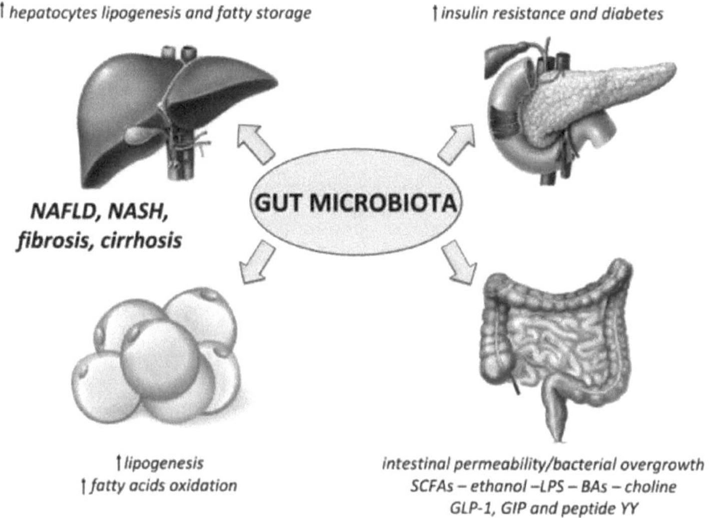

Figura 39. Cirurgia bariátrica e doença hepática

Se pensa que tem uma fuga intestinal após a cirurgia bariátrica, contacte o seu cirurgião bariátrico. O médico especialista em obesidade prescreve-lhe um curso de antibióticos e pede ao doente que informe continuamente o seu estado.

Obstrução intestinal após cirurgia

Por vezes, o estômago ou o intestino delgado podem ficar estreitados ou bloqueados após uma cirurgia de perda de peso. Isto pode ocorrer como resultado de efeitos secundários da cirurgia, tais como cicatrizes e redução do fluxo sanguíneo para a área. A obstrução intestinal pode causar uma série de complicações, incluindo a retenção de alimentos e a torção do intestino.

Os sintomas mais importantes da obstrução são os seguintes

- Dificuldade em engolir;
- Apetece-me vomitar;
- Dores de estômago;
- Não tem movimentos intestinais regulares.

Se tiver estes sintomas, contacte o seu médico o mais rapidamente possível. Poderá ser necessário um procedimento para abrir a obstrução utilizando um tubo fino e flexível passado pela garganta (endoscópio). Cortar os alimentos em pedaços pequenos, mastigar bem e não beber durante as refeições pode ajudar a reduzir o risco de obstrução intestinal.

Malnutrição

A absorção de vitaminas e minerais dos alimentos não funciona bem no intestino. A desnutrição pode nem sempre ser óbvia, mas os possíveis sintomas podem incluir:

- Sente-se sempre cansado ou com falta de energia;
- Ter falta de ar;
- Batimento cardíaco significativo (palpitações);
- Pele pálida;
- Pontos fracos.

Uma dieta equilibrada pode ajudar a reduzir o risco de desnutrição, mas a maioria das pessoas terá de tomar suplementos nutricionais adicionais para o resto das suas vidas após a cirurgia. Efectue análises ao sangue regularmente, conforme solicitado pelo seu cirurgião bariátrico. Se seguir as instruções necessárias, qualquer problema pode ser diagnosticado e tratado.

Cálculo biliar

Os cálculos biliares são comuns no primeiro ou segundo ano após a cirurgia de perda de peso. Trata-se de pedras pequenas e duras na vesícula biliar que se podem formar se perder peso rapidamente. Os cálculos biliares provocam dores abdominais fortes que surgem de repente e podem durar de minutos a horas. Além disso, por vezes, podem apresentar os seguintes sintomas:

- Febre;
- Laser;
- Batimento cardíaco rápido;
- Amarelecimento da pele e dos olhos (iterícia);
- Comichão na pele;
- Confusão e tonturas.

Consulte o seu médico se tiver sintomas de cálculos biliares. É possível remover cirurgicamente a vesícula biliar. Tenha em atenção que, antes da cirurgia à vesícula biliar, serão efectuados exames como a ecografia.

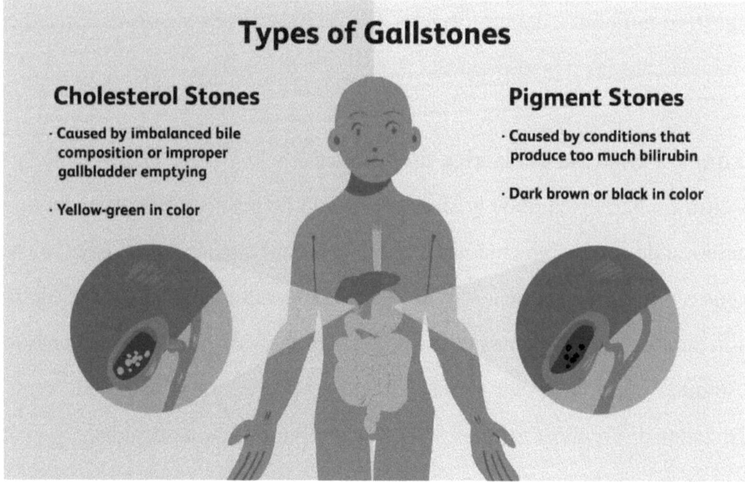

Figura 40. Cálculos biliares (colelitíase) Causas, sintomas e tratamento

Excesso de pele abdominal

Ao perder peso após a cirurgia, pode ficar com excesso de dobras e rolos de pele, especialmente à volta dos seios, abdómen, ancas e membros. A cirurgia, como uma abdominoplastia para remover o excesso de pele, pode ser classificada como cirurgia estética, que muitas vezes não é coberta pelo seguro.

9 riscos da cirurgia bariátrica em 2022

Cirurgia ao estômago para perda de peso

9 riscos da cirurgia bariátrica 2022, a cirurgia de perda de peso acarreta riscos e complicações, alguns dos quais podem ser graves. Antes de se submeter a qualquer tipo de cirurgia bariátrica, fale com o seu médico bariátrico sobre os possíveis benefícios e riscos do procedimento. Na cirurgia de manga gástrica para perda de peso, o tamanho do estômago é reduzido cirurgicamente para reduzir o tamanho do estômago, mas na cirurgia de bypass gástrico, além de reduzir o estômago, o sistema digestivo também é encurtado para que o corpo possa absorver nutrientes e menos calorias dos alimentos.

O que é a cirurgia bariátrica metabólica?

A cirurgia bariátrica pode levar a uma perda de peso significativa e a uma melhoria da saúde. No entanto, o risco de complicações é por vezes grave. Após a cirurgia bariátrica, tem de fazer muitas alterações no seu estilo de vida para evitar problemas digestivos e sintomas de deficiência. Por isso, é muito importante ter bons cuidados pós-operatórios. Podem ser utilizadas diferentes cirurgias ao estômago para tratar a obesidade.

Os métodos mais utilizados que são efectuados por laparoscopia são

- Cirurgia laparoscópica do estômago (redução do estômago): O estômago é cirurgicamente reduzido em tamanho para diminuir a sua capacidade;
- Cirurgia de bypass gástrico laparoscópico: Para além de reduzir o estômago, o sistema digestivo também é encurtado para que o corpo tenha menos nutrientes e as calorias possam ser absorvidas dos alimentos.

A cirurgia de bypass gástrico e a cirurgia de manga gástrica também provocam alterações hormonais que reduzem o apetite e afectam o metabolismo, o que também tem um efeito benéfico na diabetes. A perda de peso faz com que muitas pessoas se sintam fisicamente aptas após a cirurgia. Após a operação de emagrecimento, muitas pessoas à sua volta recebem um feedback positivo e útil. Algumas pessoas também referem sentir-se sexualmente mais flexíveis após a operação.

Efeitos secundários e riscos da cirurgia

Duas consequências comuns a longo prazo da cirurgia de bypass gástrico são a síndrome de dumping. Na doença de dumping, uma grande quantidade de alimentos não digeridos entra rapidamente no intestino delgado. O corpo tenta "diluir" a quantidade invulgar de nutrientes e, de repente, uma grande quantidade de água dos vasos sanguíneos para o intestino delgado. Este líquido perde-se após a circulação e a tensão arterial baixar. Pode causar sonolência, náuseas, dores abdominais e suores. A síndrome de dumping ocorre principalmente após a ingestão de alimentos ricos em açúcar, normalmente nos 30 minutos seguintes à ingestão.

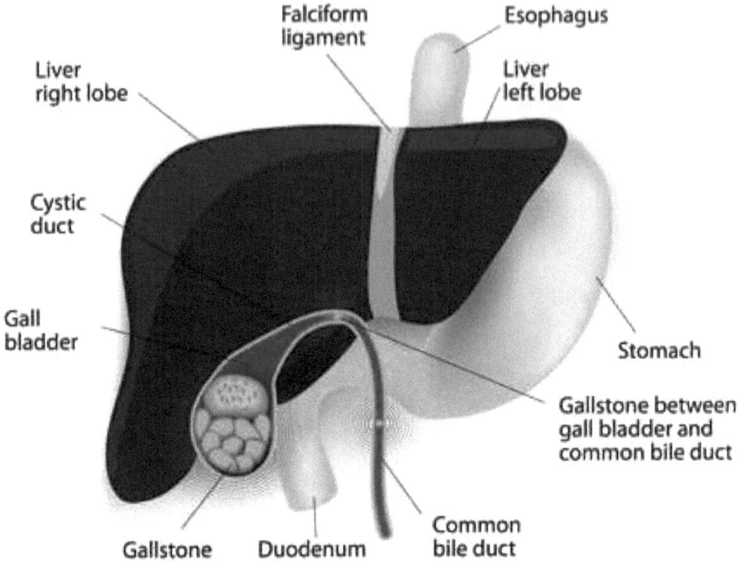

Figura 41. Cálculos biliares em crianças

Outros riscos da cirurgia bariátrica incluem

- Reflexo ácido;
- Riscos associados à anestesia;
- Náuseas e vómitos crónicos;
- Dilatação do esófago;
- Incapacidade de comer certos alimentos;
- Obstrução gástrica;
- Ganho de peso ou falta de perda de peso;
- Hérnias;
- Baixo nível de açúcar no sangue (hipoglicemia).

Complicações da cirurgia bariátrica

Para as pessoas que não obtiveram resultados com dietas de emagrecimento e exercícios desportivos, a cirurgia bariátrica é uma opção adequada. Ao realizar a cirurgia bariátrica, além da perda de peso, também melhora doenças como problemas cardiovasculares, hipertensão arterial, apneia do sono, sono severo, diabetes tipo 2, artrite e doenças articulares, etc. Mas é muito importante que os pacientes saibam que todas as cirurgias de obesidade são importantes e nenhuma cirurgia é segura ou sem efeitos colaterais. Mas as complicações causadas pela cirurgia são diferentes para cada pessoa.

É de referir que a escolha correta do cirurgião não é ineficaz na redução das complicações. Atualmente, com o avanço do equipamento laparoscópico, o aperfeiçoamento das técnicas e o aumento da experiência no campo da cirurgia bariátrica, as complicações e os riscos da cirurgia diminuíram significativamente em comparação com o passado. A maioria dos doentes tem alta sem quaisquer complicações após uma a duas noites de internamento. Mas também há doentes que têm complicações após a cirurgia.

Quando se diz que existem complicações após a cirurgia, não significa que todas as pessoas que se submetem a uma cirurgia de perda de peso irão definitivamente sentir todos estes sintomas. Pelo contrário, significa que, entre todos os que realizaram este procedimento, alguns deles podem ter uma ou mais complicações simples.

Síndrome de dumping

A síndrome de dumping é um tipo de intolerância alimentar na cirurgia de bypass. A síndrome de dumping é normalmente observada ao comer alimentos doces com hidratos de carbono simples e hiper-solares. Neste estado, a pessoa apresenta sintomas como: Náuseas, vómitos, diarreia e cólicas abdominais. O tratamento da síndrome de dumping consiste em evitar o consumo de açúcar e de hidratos de carbono simples, consumir mais alimentos que contenham proteínas e consumir menos líquidos com os alimentos.

Qual a intensidade da dor após a cirurgia bariátrica?

Riscos associados à cirurgia bariátrica por tipo

Existem muitos tipos diferentes de cirurgia bariátrica e cada um tem o seu próprio conjunto potencial de riscos e efeitos secundários. Para ajudar a decidir qual o método mais adequado para si, pode ser útil conhecer os riscos e efeitos secundários associados a cada um. Poderá ser-lhe pedido que participe em programas de acompanhamento a longo prazo que incluem a monitorização da sua dieta, estilo de vida e comportamento, e condições médicas.

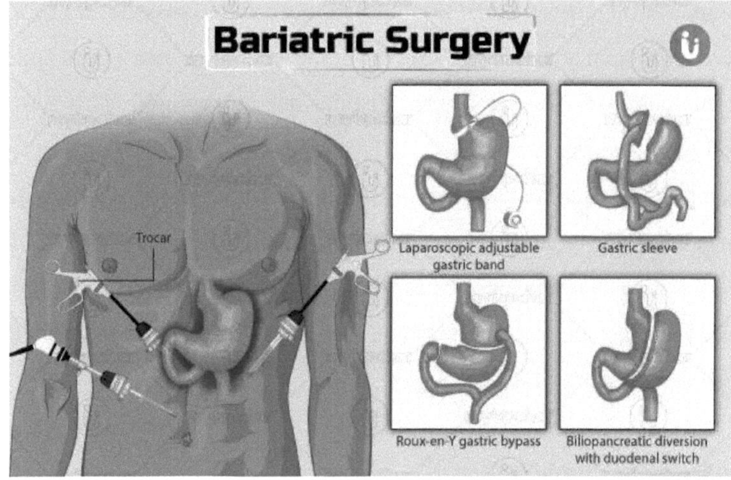

Figura 42. Cirurgia bariátrica

Riscos associados ao bypass gástrico

- Fratura;
- Síndrome de dumping;
- Cálculo biliar;
- Hérnia;

- Hemorragia interna;
- Desnutrição;
- Perfuração do estômago ou do intestino e Ileus;
- Problemas pulmonares ou cardíacos;
- Lesões do baço ou de outros órgãos.

Complicações relacionadas com a manga gástrica

A cirurgia de bypass gástrico também pode trazer riscos e complicações para as pessoas:

- Coagulação do sangue;
- Cálculo biliar;
- Hérnia;
- Hemorragia interna;
- Perfuração do estômago ou do intestino;
- Separação da pele;
- Deficiência de vitaminas ou de ferro.

Complicações relacionadas com a banda gástrica ajustável

- Deslizamento do anel;
- Coagulação do sangue;
- Intolerância alimentar;
- Infeção;
- Desnutrição;
- Perfuração do estômago;
- Deficiência de vitaminas.

Riscos associados à cirurgia de perda de peso com switch duodenal

- Coagulação do sangue;
- Ileus;
- Síndrome de dumping;

- Hemorragia excessiva;
- Cálculo biliar e hérnia;
- Infeção e baixo nível de açúcar no sangue;
- Problemas pulmonares ou respiratórios;
- Fuga e desnutrição;
- Perfuração do estômago;
- Feridas e vómitos.

Como reduzir os riscos associados à cirurgia bariátrica?

Embora todos os procedimentos cirúrgicos impliquem um certo número de riscos e complicações, há coisas que pode fazer para reduzir o risco de possíveis efeitos secundários da cirurgia bariátrica. Por exemplo, pode reduzir o seu índice de massa corporal (IMC), fazer mais exercício e deixar de fumar.

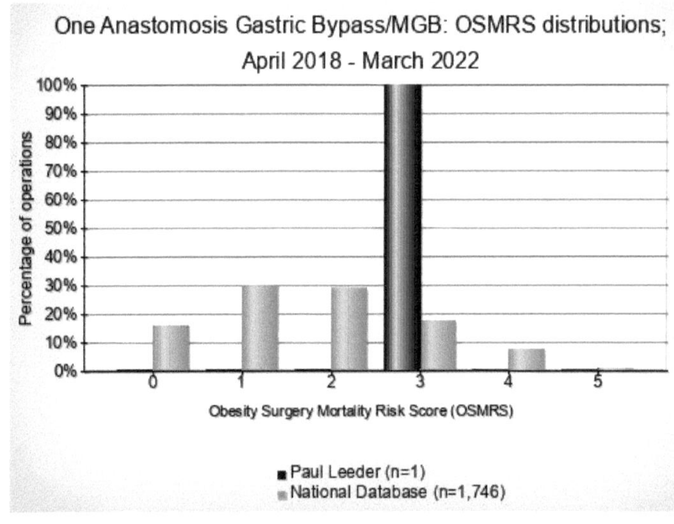

Figura 43. Site de notificação de cirurgiões bariátricos

Capítulo IV

O papel da cirurgia no tratamento clínico da obesidade

A cirurgia conduz a uma maior melhoria dos resultados da perda de peso e das comorbilidades relacionadas com o peso em comparação com as intervenções não cirúrgicas, independentemente do tipo de procedimentos utilizados.

Em comparação uns com os outros, alguns procedimentos conduziram a uma maior perda de peso e a uma melhoria das comorbilidades do que outros procedimentos. A base da ênfase da ciência médica na redução do peso das pessoas obesas é o facto de a obesidade estar significativamente associada a um aumento significativo da mortalidade e a muitos factores de risco para a saúde, incluindo a diabetes tipo 2, a hipertensão arterial, os lípidos no sangue e as doenças cardiovasculares.

Quanto mais elevado for o índice de massa corporal, maior é o risco de doenças associadas e de mortalidade. Os estudos mostram que perder peso pode reduzir o risco de muitas doenças. Mais de dois terços dos adultos nos Estados Unidos estão a tentar perder ou manter o seu peso. No entanto, apenas 20% deles consomem menos calorias e praticam exercício físico regularmente. Por conseguinte, os médicos podem desempenhar um papel importante na educação dos doentes para que aprendam estratégias adequadas para a perda de peso.

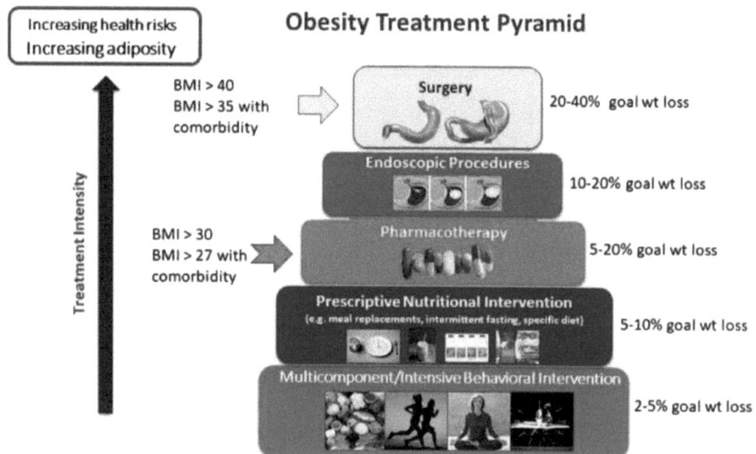

Figura 44. Pirâmide de tratamento da obesidade desenvolvida

Identificação de candidatos com excesso de peso e obesidade

Avaliar o estado geral de cada pessoa, incluindo a determinação da quantidade de excesso de peso (índice de massa corporal), a obesidade na zona abdominal (perímetro da cintura) e a existência de factores de risco cardiovascular (como a hipertensão, a diabetes, os lípidos no sangue) ou de perturbações associadas (como a apneia do sono, a doença hepática gorda não alcoólica). O índice de massa corporal ajuda a determinar o nível de risco de cada pessoa para atingir o seu objetivo de perda de peso.

Pouco ou nenhum risco

O índice de massa corporal entre 20 e 25 kg/m^2 está associado a um risco baixo ou nulo; a menos que o perímetro da cintura da pessoa seja grande (um sinal de risco acrescido de doenças cardíacas e metabólicas) ou que a pessoa tenha engordado mais de 10 kg desde os 18 anos.

Baixo risco

As pessoas com um índice de massa corporal de 25 a 29,9 kg/m^2 que não têm factores de risco para doenças cardiovasculares ou outras perturbações relacionadas com o excesso de peso podem ter um risco baixo. Estas pessoas devem receber aconselhamento sobre a prevenção do aumento de peso. O aconselhamento inclui sugestões sobre hábitos alimentares e atividade física.

Risco moderado

Os adultos com um índice de massa corporal de 25 a 9,9 kg/m^2 e com um ou mais factores de risco para doenças cardíacas (diabetes, pressão arterial elevada, lípidos no sangue) ou um índice de massa corporal de 30 a 9,34 kg/m^2 estão em risco moderado. Este grupo deve receber aconselhamento sobre intervenções para perda de peso (dieta, atividade física, modificações comportamentais e, para alguns doentes, terapia medicamentosa).

Risco elevado

Os adultos com um índice de massa corporal de 35 a 40 kg/m^2 estão em risco elevado e as pessoas com um índice de massa corporal superior a 40 kg/m^2 estão em risco muito elevado. As pessoas com risco mais elevado devem receber o tratamento mais agressivo (intervenção no estilo de vida, terapêutica medicamentosa, cirurgia bariátrica).

Gestão do excesso de peso e da obesidade

A primeira ação recomendada para controlar o excesso de peso e a obesidade é modificar o estilo de vida. A modificação do estilo de vida inclui uma combinação de dieta, exercício e modificações comportamentais. Esta combinação pode reduzir o peso em 5 a 10%.

Alguns doentes necessitam de terapêutica medicamentosa ou de cirurgia metabólica/bariátrica.

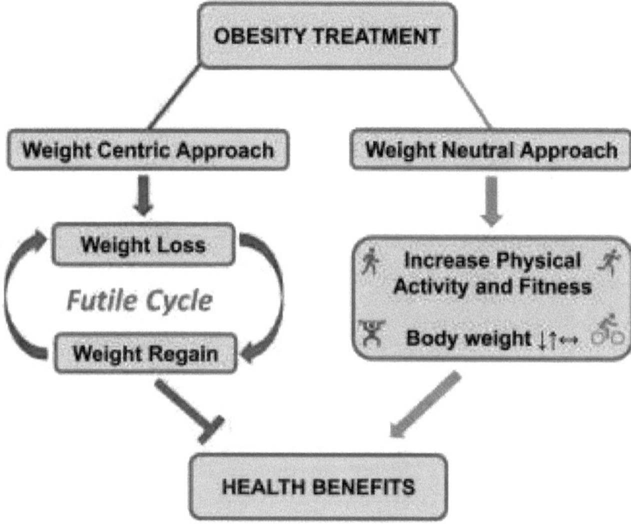

Figura 45. Tratamento da obesidade: Perda de peso versus aumento da aptidão física e da atividade física

Dietoterapia

Muitos tipos de dietas ajudam a perder peso moderadamente. Estas dietas incluem dietas equilibradas de baixas calorias, baixas em gordura/baixas em calorias, moderadas em gordura/baixas em calorias, baixas em hidratos de carbono e dietas mediterrânicas. Prestar atenção à dieta, independentemente do tipo de dieta, é o principal fator de perda de peso. Por isso, recomenda-se a utilização de uma dieta que tenha menos ingestão de energia do que a dieta de consumo. Isto é mais importante do que concentrar-se na composição dos macronutrientes.

Desporto

Embora menos eficaz na perda de peso do que a restrição alimentar, o aumento dos níveis de energia resultante da atividade física é um forte motivador para o processo de perda de peso. A atividade física deve ser praticada durante pelo menos 30 minutos ou mais, 5 a 7 dias por semana, para evitar o aumento de peso e melhorar a saúde cardiovascular. A atividade física deve ser aumentada gradualmente à medida que o doente se adapta. É preferível um programa que inclua treino aeróbico e de resistência. Devem ser tidas em conta as condições médicas, a idade e as preferências do doente relativamente aos tipos de desporto.

Terapia comportamental

A modificação comportamental ou terapia comportamental é uma componente essencial da gestão do doente com excesso de peso ou obesidade. O objetivo da terapia comportamental é ajudar os doentes a fazer alterações a longo prazo, modificando e monitorizando os comportamentos alimentares e os níveis de atividade física. Esta questão é bem controlada através do controlo dos estímulos ambientais que levam a comportamentos alimentares ou sedentários. Os programas de terapia comportamental facilitam a perda de peso e conduzem à melhoria das perturbações causadas pelo peso elevado. Além disso, em doentes com diabetes, as intervenções comportamentais têm tido um impacto significativo na redução dos factores de risco das doenças cardiovasculares.

Existem dois pressupostos básicos para a terapia comportamental de pacientes com excesso de peso

- Em primeiro lugar, a pessoa obesa aprendeu padrões alimentares e de exercício inadequados que conduzem ao aumento de peso ou à não perda de peso;

- Em segundo lugar, estes comportamentos podem ser modificados e, por conseguinte, o peso é reduzido.

Estratégias comportamentais

Definir objectivos realistas

- Monitorizar-se (registo da alimentação e da atividade física);
- Controlar ou modificar os estímulos que estimulam o apetite;
- Controlo do modo de consumo dos alimentos (abrandamento do processo de alimentação);
- Formação em nutrição e planeamento de refeições;
- Aumentar a atividade física;
- Receber apoio social;
- Poder de resolução de problemas.

Estes incluem frequentemente programas administrados por um psicoterapeuta ou terapia de grupo.

Tratamentos subsequentes

Os doentes que não conseguem atingir os seus objectivos de perda de peso apenas com intervenções no estilo de vida têm de receber medicação ou, em alguns casos, submeter-se a cirurgia bariátrica.

Terapêutica medicamentosa

A terapia medicamentosa pode ser um componente útil da terapia dietética para pessoas obesas. A terapêutica medicamentosa pode ser utilizada para pessoas com um índice de massa corporal superior a 30 kg/m^2 ou entre 27 e 9,9 kg/m^2 com co-morbilidades, que atinjam os seus objectivos de perda de peso (perder pelo menos 5% do peso corporal no prazo de 3 a 6 meses) não alcançados por intervenções no estilo de vida. O papel da terapia medicamentosa tem sido questionado devido a preocupações como a eficácia, o potencial de consumo, os efeitos secundários e o preço. O início da terapêutica medicamentosa deve ser efectuado individualmente, após avaliação dos riscos e benefícios de todas as opções de tratamento.

Cirurgia

Os candidatos à cirurgia bariátrica incluem pessoas com um índice de massa corporal superior ou igual a 40 kg/m^2 ou um índice de massa corporal de 35 a 39,9 kg/m^2 com, pelo menos, uma doença comórbida grave que podem atingir os seus objectivos de perda de peso com dieta, exercício e terapia medicamentosa.

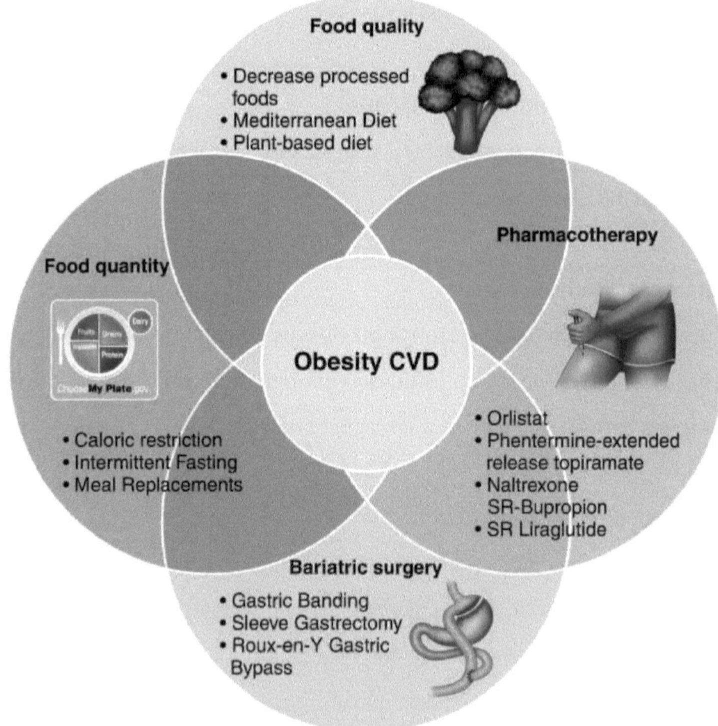

Figura 46. Prevenção e tratamento da obesidade para atenuação do risco cardiovascular

A cirurgia bariátrica e o efeito na absorção de vitaminas

A cirurgia bariátrica ajuda os doentes a perder peso e a tratar problemas de saúde relacionados com a obesidade, como a diabetes ou doenças cardíacas. No entanto, este processo de tratamento pode causar grandes alterações nas condições fisiológicas do corpo e na capacidade do sistema digestivo para absorver os alimentos.

Os diferentes métodos de cirurgia bariátrica provocam alterações permanentes na anatomia digestiva que podem perturbar a absorção de alguns nutrientes. Garantir a absorção adequada de vitaminas e minerais após a cirurgia bariátrica é muito importante para a saúde. O bypass gástrico clássico é um dos métodos de cirurgia bariátrica mais eficazes, durante o qual é criada uma pequena bolsa gástrica e um bypass do duodeno e da parte superior do intestino delgado.

Devido ao facto de contornar o duodeno, este processo limita severamente a absorção das vitaminas A, B12, D, E, K, ferro e cálcio. A gastrectomia em manga é outro método de cirurgia bariátrica que reduz o tamanho do estômago mas não altera a digestão. No entanto, este método cirúrgico tem menos má absorção do que o bypass clássico, devido ao estômago mais pequeno e à alteração dos hábitos alimentares, podendo ainda causar deficiência de vitamina B12, ferro e vitaminas lipossolúveis.

Os perigos da carência de vitaminas

Foram efectuados muitos estudos sobre a relação entre a falta de várias vitaminas e a ocorrência de doenças. Por exemplo, foi estudada a relação entre os níveis séricos de vitamina B6, vitamina B12 e vitamina D com diferentes tipos de glaucoma. A ingestão inadequada de vitamina A e vitamina B12, vitamina D, cálcio, ferro e folato nos idosos pode ter consequências adversas. Assim, níveis baixos de vitamina B e D e de cálcio podem levar a vários sintomas, como fadiga, fraqueza, dores ósseas, dores musculares, alterações de humor e disfunção do sistema imunitário. Estes défices estão associados a doenças como as perturbações do espetro do autismo (ASD) e a perturbação depressiva major. Estudos demonstraram que níveis baixos de vitamina D estão associados a níveis elevados de homocisteína, o que pode afetar a gravidade dos sintomas das PEA. Foram observados níveis baixos de folato na perturbação depressiva major. No entanto, os mecanismos exactos e a relação entre estas deficiências vitamínicas e os sintomas requerem mais investigação.

As vitaminas lipossolúveis A, E e K também desempenham um papel essencial em diferentes tecidos do corpo, e a sua ingestão ou absorção insuficiente pode levar a complicações clínicas graves em todas as fases do ciclo de vida humano. Os sintomas de deficiência de vitamina A incluem cegueira nocturna, olhos secos e maior suscetibilidade a infecções.

A deficiência de vitamina A também pode levar a várias doenças, como doenças infecciosas, diarreia grave e desidratação. A carência de vitamina E pode levar a fraqueza muscular, problemas de visão e comprometimento da função do sistema imunitário. Também foi repetidamente testado que a carência de vitamina K pode causar hemorragias e perturbações nos processos de coagulação.

A perturbação das reservas de micronutrientes após a cirurgia bariátrica (CB) é uma complicação bem comprovada, entre as quais as deficiências de vitamina B12, cálcio, ferro e vitamina D são as mais comuns. As reservas de vitaminas lipossolúveis (A, D, E e K) também estão em risco de redução após a cirurgia bariátrica. As pessoas que se submetem à cirurgia bariátrica correm um risco elevado de desenvolver deficiências neurológicas, cognitivas e mentais e doenças cardiovasculares devido à deficiência de vitamina B.

A deficiência de vitamina B12 é uma das complicações mais comuns que afectam as pessoas após a cirurgia bariátrica. A deficiência de nutrientes e vitaminas após a cirurgia bariátrica ocorre geralmente devido à má absorção. De acordo com as conclusões dos especialistas, a prevalência de níveis insuficientes de vitaminas lipossolúveis em pessoas após a cirurgia da obesidade é superior a 60%, o que pode muitas vezes ser ultrapassado com comprimidos orais contendo nutrientes suficientes e multivitaminas.

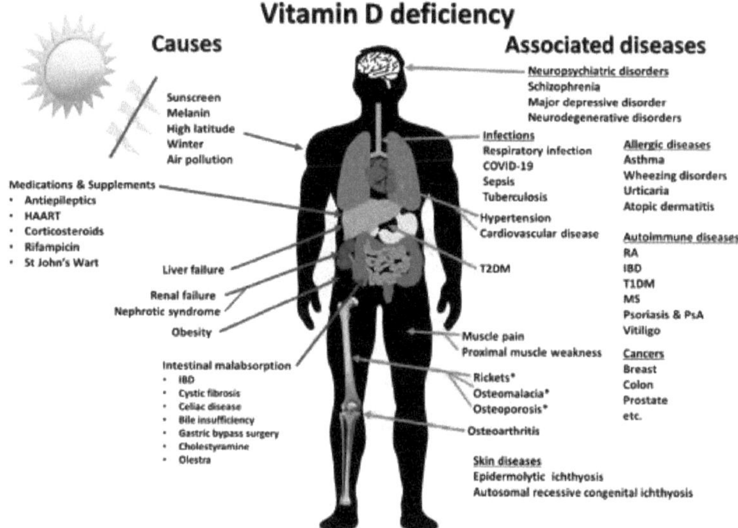

Figura 47. Efeitos imunológicos da vitamina D na saúde e na doença humana

Complicações da carência de vitamina A

1. Fraqueza da visão: A fraqueza da visão é um dos primeiros sintomas da carência de vitamina A. As pessoas podem ter problemas de visão, especialmente em ambientes escuros.

2. Olhos secos: A deficiência de vitamina A pode causar olhos secos, comichão ou ardor nos olhos e até mesmo danos no pedúnculo ocular.

3. Enfraquecimento do sistema imunitário: A vitamina A é muito importante para manter a saúde do sistema imunitário. A sua carência pode aumentar o risco de infecções.

4. Complicações cutâneas: A carência de vitamina A pode provocar secura, descamação e até lesões graves na pele.

5. Complicações na produção de hormonas: A vitamina A desempenha um papel importante na regulação da produção de hormonas, pelo que esta vitamina desempenha um papel significativo durante a gravidez, a amamentação e a formação de hormonas esteróides e, por esta razão, a sua presença é necessária para a saúde humana em geral, sendo possível a sua deficiência. Provoca perturbações no funcionamento do sistema hormonal.

Complicações da deficiência da família da vitamina B

1. Sensação de cansaço: A deficiência de vitamina B pode aumentar a sensação de cansaço, fraqueza geral e diminuir a energia.

2. Complicações gastrointestinais: Em alguns casos, sintomas como diarreia ou obstipação, ardor e dor no estômago, aumento de gases no estômago e outros problemas digestivos podem ser causados por deficiência de vitamina B.

3. Complicações cutâneas: A deficiência de vitamina B pode causar secura, inflamação e fissuras na pele e danificar a pele em geral.

4. Complicações neurológicas: A deficiência de vitamina B pode causar sintomas como ansiedade, depressão, perturbações do sono, perturbações da concentração e da memória, nervosismo e até perturbações do movimento e do equilíbrio. Além disso, segundo estudos, a carência de vitamina B12 pode provocar perturbações neurológicas como ardor e formigueiro nas mãos e nos pés, perturbações do equilíbrio e da coordenação dos movimentos, perturbações da memória e da concentração e aumento do risco de perturbações neurológicas.

5. Complicações no funcionamento do sistema imunitário: A vitamina B desempenha um papel importante no reforço do sistema imunitário do organismo e a sua deficiência pode causar um sistema imunitário fraco.

6. Danos nas células sanguíneas: A deficiência de vitamina B pode causar uma diminuição da produção de células sanguíneas (anemia megaloblástica) e aumentar o risco de anemia.

7. Complicações ósseas: A deficiência de vitamina B12 pode reduzir a densidade óssea e aumentar o risco de problemas ósseos.

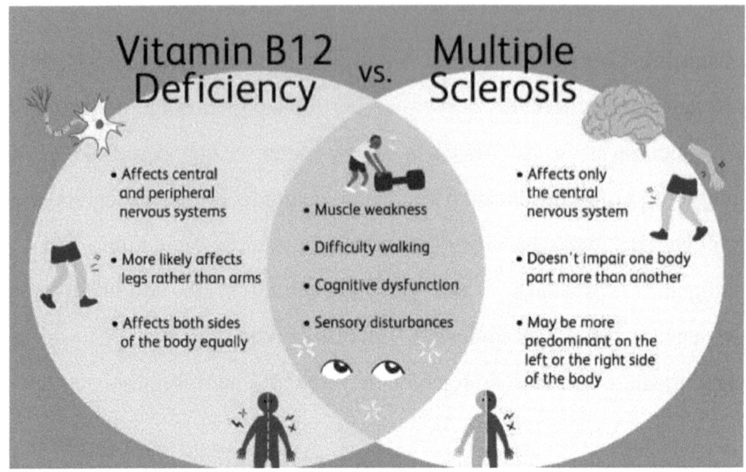

Figura 48. Deficiência de vitamina B12 e esclerose múltipla

Complicações da carência de vitamina D

A deficiência de vitamina D pode levar a uma variedade de sintomas e complicações de saúde. Alguns sintomas comuns de deficiência de vitamina D incluem:

1. Fraqueza geral do corpo: Fadiga, fraqueza muscular, depressão e queda de cabelo estão entre os efeitos gerais mais importantes da deficiência de vitamina D.

2. Complicações ósseas: A dor óssea, a absorção reduzida de cálcio (um dos principais blocos de construção dos ossos) e, finalmente, a osteoporose podem ser complicações da deficiência de vitamina D.

3. Enfraquecimento do sistema imunitário: Infecções frequentes e cicatrização deficiente de feridas são outras complicações da deficiência de vitamina D no organismo.

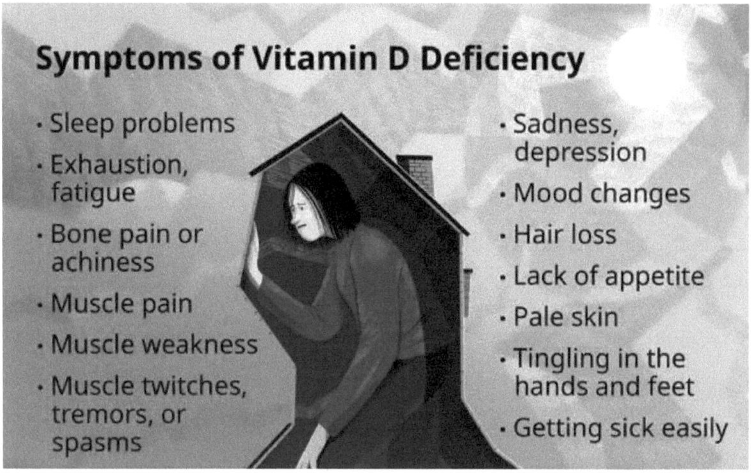

Figura 49. Sintomas de deficiência de vitamina D

Factores que afectam a absorção após cirurgia bariátrica

A. Alterações digestivas

As alterações digestivas, como a redução da capacidade do estômago e a alteração do tempo de trânsito dos alimentos para o intestino, limitam a capacidade do organismo para decompor e absorver determinados nutrientes.

Mesmo com a adoção de uma dieta saudável, porque após a cirurgia bariátrica, os nutrientes passam mais rapidamente e não têm tempo suficiente para serem absorvidos, pode levar a uma falta de vitaminas e minerais essenciais. Além disso, alguns medicamentos e condições médicas podem impedir o corpo de absorver nutrientes.

Para as pessoas que foram submetidas a uma cirurgia de gastrectomia em manga ou que têm alterações gastrointestinais, é importante comunicar de perto com um profissional de saúde (cirurgião ou nutricionista) para monitorizar os níveis de nutrientes e ajustar o seu regime de suplementos conforme necessário. A absorção adequada de nutrientes é fundamental para a saúde e o bem-estar geral. Por exemplo, as pessoas que foram submetidas a uma gastrectomia em manga podem ter dificuldade em absorver vitamina B12 suficiente, o que pode provocar fadiga e danos nos nervos se não for tratado.

B. Restrições alimentares

As restrições dietéticas pós-operatórias requerem um enfoque em alimentos integrais ricos em nutrientes e refeições mais pequenas e mais frequentes para satisfazer as necessidades nutricionais dentro das diretrizes de restrição calórica. Alcançar o equilíbrio tanto nas mudanças alimentares como no processo digestivo e na estabilização das condições após a cirurgia pode ser um desafio. No entanto, com a ajuda de um cirurgião ou nutricionista, as pessoas podem criar um plano alimentar que garanta a obtenção de todos os nutrientes de que necessitam.

Isto pode incluir a combinação de suplementos ou alimentos fortificados para compensar quaisquer deficiências. Para quem foi submetido a uma cirurgia ou tem determinadas condições clínicas que afectam a absorção de nutrientes, é importante dar prioridade às suas necessidades nutricionais e trabalhar em estreita colaboração com os seus profissionais de saúde para manter a saúde. Ao escolher programas conscientes, as pessoas podem otimizar a ingestão de nutrientes e evitar possíveis efeitos secundários. Por exemplo, uma pessoa que tenha sido submetida a uma cirurgia de bypass gástrico pode precisar de um nutricionista para se certificar de que está a receber vitaminas e minerais suficientes.

Controlo regular e compensação das carências nutricionais

Análises sanguíneas regulares efectuadas por um nutricionista ou cirurgião podem detetar deficiências antes do aparecimento dos sintomas. Durante este processo, os níveis de micronutrientes do corpo são monitorizados ao longo do tempo para determinar se a suplementação deve ser prescrita e ajustada. Esta abordagem proactiva para monitorizar e gerir as deficiências nutricionais é especialmente importante para as pessoas que foram submetidas a cirurgia de perda de peso, uma vez que correm um risco acrescido de deficiências de nutrientes.

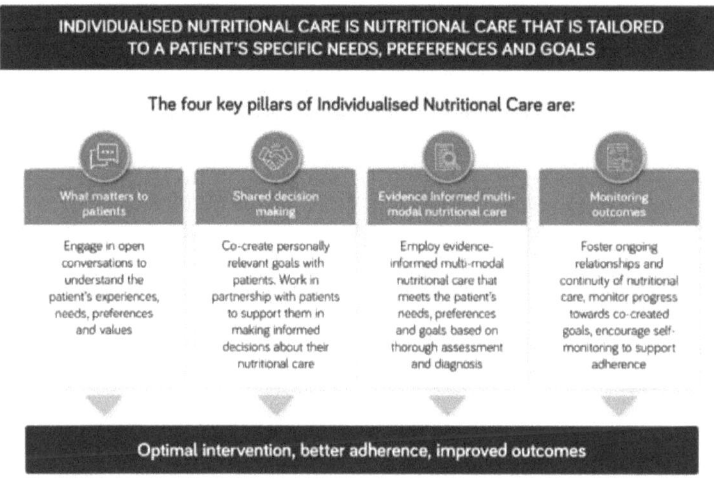

Figura 50. Cuidados nutricionais individualizados para a desnutrição relacionada com a doença

Ao verificar regularmente os níveis sanguíneos e ajustar os suplementos conforme necessário, os doentes podem evitar potenciais problemas de saúde e complicações e, com a orientação de profissionais de saúde, os indivíduos podem tomar medidas preventivas para garantir que as suas necessidades nutricionais são satisfeitas e manter a sua saúde geral após a cirurgia.

Gestão clínica da monitorização biomédica de doentes submetidos a cirurgia bariátrica A Associação Britânica de Cirurgia Bariátrica e Metabólica publicou as suas diretrizes clínicas sobre monitorização biomédica e reposição de micronutrientes em doentes submetidos a cirurgia bariátrica.

Avaliação nutricional dos doentes antes da cirurgia

- Recomenda-se uma avaliação nutricional exaustiva para todos os doentes que pretendam submeter-se a cirurgia bariátrica;
- A anemia e a diminuição dos níveis de ferritina, folato, vitamina B12 e vitamina D são as deficiências mais comuns nos adultos;
- E adolescentes com obesidade grave e complicada.

Os seguintes testes devem ser realizados para avaliação pré-operatória

Contagem completa de células sanguíneas, incluindo hemoglobina, medição dos níveis de ferritina, folato e vitamina B12. Dosagem da 25-hidroxivitamina D e do cálcio sérico e dos níveis séricos/plasmáticos da hormona paratiroide. Medição do nível de HbA1c, perfil lipídico, testes de função hepática e renal, avaliação dos níveis séricos de vitamina A, zinco, cobre e selénio em doentes que planeiam submeter-se a procedimentos de má absorção, como a derivação biliopancreática com troca duodenal (BPD/DS) ou em doentes que se suspeite sofrerem destas deficiências. Não se recomenda o rastreio de rotina da deficiência de tiamina ou de magnésio. Tratar as deficiências nutricionais antes da cirurgia bariátrica.

Cuidados e acompanhamento após a cirurgia

O acompanhamento a longo prazo das mulheres após a cirurgia bariátrica é necessário para garantir que as necessidades nutricionais são satisfeitas e para detetar deficiências e outras complicações. Os seguintes exames são recomendados aos 3, 6 e 12 meses após a cirurgia e, posteriormente, pelo menos uma vez por ano: Testes de função renal e hepática, contagem de hemograma e medição dos níveis séricos de ferritina, medição dos níveis séricos de folato, vitamina B12, vitamina D e cálcio.

Se os níveis de hormona paratiroide não foram medidos antes da cirurgia, devem ser verificados nesta altura. Medir os níveis de vitamina A, vitamina E, vitamina K1 e PIVKA-II (proteína causada por deficiência ou antagonismo da vitamina K) em intervalos regulares após procedimentos de má absorção, como a DBP/DS, ou se surgirem sintomas de deficiência. Monitorizar o cobre e o selénio séricos após gastrectomia em manga (SG), bypass gástrico em Y de Roux ou BPD/DS. Não é necessária a monitorização de rotina dos níveis de magnésio.

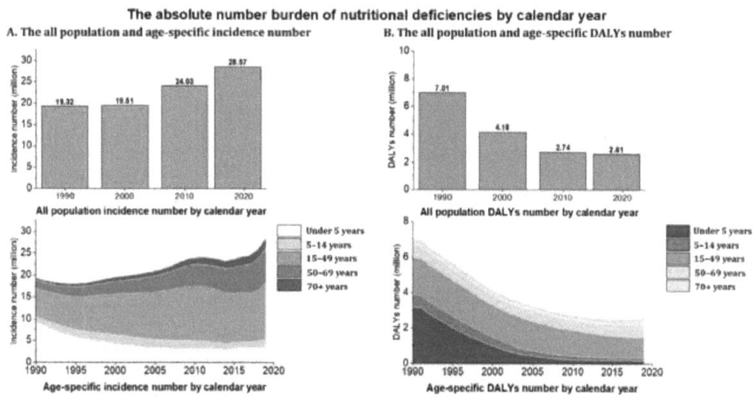

Figura 51. Peso das carências nutricionais

Considerar o possível risco de deficiência grave de tiamina em doentes que tenham sido submetidos a cirurgia bariátrica. Se houver suspeita de deficiência, iniciar tratamento oral ou intravenoso sem demora. Monitorizar os níveis de HbA1c e de lípidos em doentes com diabetes e dislipidemia, respetivamente, antes da cirurgia.

Um suplemento multivitamínico e mineral diário completo contendo tiamina, ferro, ácido fólico, selénio, zinco e cobre é recomendado para todos os pacientes de cirurgia bariátrica. Para além de tomar um suplemento múltiplo. Administrar vitaminas e minerais, ferro elementar e vitamina B12 intramuscular para pacientes submetidos a SG, RYGB e procedimentos de má absorção, como BPD/DS.
Estes doentes podem necessitar de suplementos de vitamina A e E, bem como de zinco, cobre e selénio. Não se conhece a quantidade ideal de cálcio para os doentes que foram submetidos a cirurgia bariátrica. Incentivar uma maior ingestão de cálcio na dieta, uma vez que este é mais biodisponível do que os suplementos.

O papel dos obstetras e ginecologistas na gestão do peso de pacientes com medicamentos anti-obesidade

May 28, 2024 - Num desenvolvimento inovador, os obstetras e ginecologistas (Ob. Gyns) emergiram como actores chave na batalha contra a obesidade. Estes profissionais médicos, que tradicionalmente se concentram na saúde reprodutiva das mulheres, estão agora a entrar no domínio da gestão do peso, prescrevendo medicamentos contra a obesidade.
Esta abordagem inovadora representa uma mudança significativa nos esforços da comunidade médica para combater a epidemia de obesidade e oferece uma nova esperança aos milhões de pessoas que lutam contra o excesso de peso. Estima-se que 40% das pessoas nos Estados Unidos sejam obesas, e as mulheres podem precisar de receber ajuda dos seus ginecologistas para controlar o peso, tendo em conta os potenciais desafios de perder peso pós-parto ou de evitar o aumento de peso associado à menopausa.

Na última década, foi disponibilizado um novo conjunto de medicamentos contra a obesidade, o que proporciona mais opções de tratamento aos doentes e aos médicos. A Dra. Johanna J. Finkel, professora assistente clínica de obstetrícia e ginecologia no Sistema de Saúde da Universidade do Kansas, disse aos participantes da reunião clínica e científica anual do Colégio Americano de Obstetrícia e Ginecologia que os obstetras e ginecologistas estão bem preparados para fornecer tratamento e aconselhamento para o controlo da obesidade aos seus pacientes.

De acordo com o Dr. Finkel, a atividade física, a alimentação saudável e a modificação do comportamento continuam a ser os pilares da gestão do peso, mas intervenções como os medicamentos ou a cirurgia também são ferramentas importantes. "Um tratamento não funciona para toda a gente", afirma o Dr. Finkel. Quando falo com um doente, penso noutras condições médicas que posso tratar com estes medicamentos.

As mulheres a quem podem ser prescritos medicamentos anti-obesidade incluem aquelas com um índice de massa corporal (IMC) de 30 ou mais e mulheres com um IMC de pelo menos 27 com pelo menos uma doença relacionada com a obesidade, como colesterol elevado, tensão arterial elevada, apneia do sono ou diabetes. O objetivo do tratamento da obesidade com medicamentos é reduzir pelo menos 5 a 10 por cento do peso corporal.

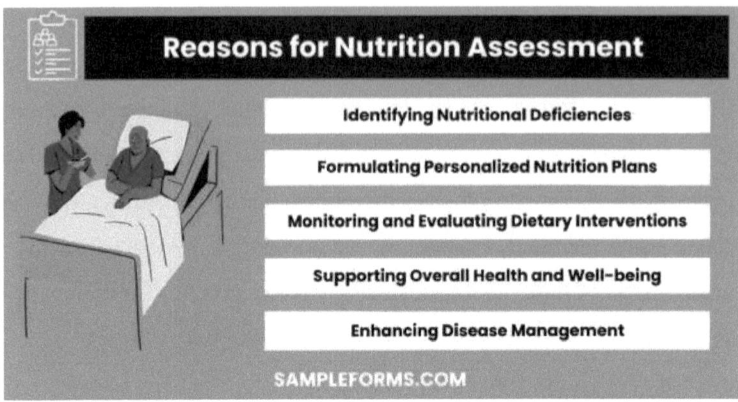

Figura 52. Exemplos de formulários de avaliação nutricional

O Dr. Finkel analisou três categorias principais de medicamentos anti-obesidade: Medicamentos a longo prazo aprovados pela Food and Drug Administration; medicamentos a curto prazo aprovados pela FDA e, por fim, medicamentos de venda livre que também podem ajudar a perder peso de forma saudável.

As opções a curto prazo incluem a dietilpropiona, a fentermina, a benzephtamina e a fendimetrazina. As opções a longo prazo incluem fentermina/topiramato de libertação prolongada, orlistat, naltrexona HCl/bupropiona HCl de libertação prolongada e três agonistas dos receptores GLP-1, incluindo semaglutide, liraglutide e tirzapatide. Os medicamentos de ação curta são estimulantes que aumentam a saciedade, mas podem ter efeitos secundários, incluindo tensão arterial elevada, taquicardia, insónia, obstipação, boca seca e diarreia.

Para as pessoas com hipertiroidismo, tensão arterial descontrolada, utilizadores de inibidores da monoamina oxidase (IMAO), pessoas com doenças cardiovasculares, glaucoma ou antecedentes de consumo de drogas, estes medicamentos estão contra-indicados. O objetivo é perder 5% do peso em 3 meses, e 3 meses é a duração máxima da prescrição. O

Dr. Finkel analisou então as contra-indicações e os efeitos secundários dos medicamentos orais de longa duração. O orlistato, que pode ajudar a perder até 5% do peso, pode provocar incontinência fecal e fezes gordurosas e é contraindicado para pessoas com colestase ou má absorção crónica.

A fentermina/topiramato de libertação prolongada, que pode ajudar na perda de peso até 10%, pode causar hipertensão, obstipação ou parestesias e está contra-indicada em pessoas com hipertiroidismo, glaucoma e cálculos renais. Após a dose inicial de 3,75 mg/23 mg, aumento a dose do doente de 2 em 2 semanas, disse o Dr. Finkel, "mas se o doente não tolerar o aumento da dose ou se tiver efeitos secundários significativos ou estiver a perder peso, não aumentarei a dose do medicamento". Os efeitos secundários da libertação sustentada de naltrexona HCl/bupropiona HCl, que pode resultar numa perda de peso de 5 a 6 por cento, podem incluir pensamentos suicidas, tensão arterial elevada e glaucoma, e em pessoas que tomam opiáceos ou que têm um historial de anorexia ou convulsões.

O Dr. Finkel discutiu os medicamentos mais recentes, mas mais eficazes, os agonistas GLP-1 semaglutide, liraglutide e tirzepatide. As principais contra-indicações para estes medicamentos são uma história pessoal ou familiar de cancro medular da tiroide, qualquer alergia a esta classe de medicamentos ou síndrome de neoplasia endócrina múltipla tipo II.

Os dois principais riscos graves são a pancreatite - um risco de 1% - e os cálculos biliares. Embora o Dr. Finkel tenha considerado os pensamentos suicidas como um risco potencial destes medicamentos, as provas mais recentes não mostram qualquer associação entre pensamentos suicidas e agonistas GLP-1. Os efeitos secundários mais comuns são vómitos, náuseas, obstipação, diarreia, indigestão e aumento do ritmo cardíaco, embora estes efeitos acabem por desaparecer. O mecanismo de ação dos três medicamentos para o tratamento da obesidade é semelhante.

Actuam retardando o esvaziamento gástrico e inibindo a saciedade central, embora tenham outros mecanismos com benefícios para os níveis de açúcar no sangue, o coração e o fígado. Finalmente, o Dr. Finkel analisou os medicamentos que podem causar aumento de peso: Acetato de medroxiprogesterona para controlo da natalidade, os antidepressivos amitriptilina, paroxetina, venlafaxina e trazodona; bloqueadores beta para a tensão arterial elevada ou enxaquecas; estabilizadores do humor gabapentina, lítio, valproato e carbamazepina e difenidramina e zolpidem para dormir.

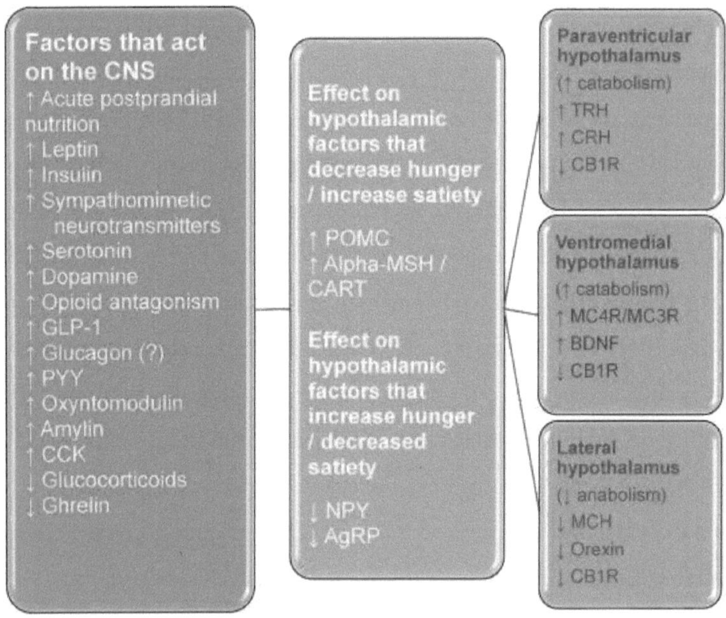

Figura 53. Medicamentos antiobesidade e agentes de investigação

Referências

A Ahmadpour, Re-Boiler Simulation of Separation Tower of Methanol to Propylene Conversion Unit, Eurasian Journal of Chemical, Medicinal and Petroleum Research 2 (1), 2023, 54-59

Bedogni G., Miglioli L., Masutti F., Castiglione A., Crocè L.S., Tiribelli C., Bellentani S. Incidence and natural course of fatty liver in the general population: The Dionysos study. Hepatology. 2007; 46:1387-1391.

Bhala N., Jouness R., Bugianesi E. Epidemiology and Natural History of Patients with NAFLD. Curr. Pharm. Des. 2013; 19:5169-5176.

Buchwald H. The Evolution of Metabolic/Bariatric Surgery (A Evolução da Cirurgia Metabólica/Bariátrica). Obes. Surg. 2014;24: 1126-1135.

Chan J.C., Malik V., Jia W., Kadowaki T., Yajnik C.S., Yoon K.H., Hu F.B. Diabetes in Asia: Epidemiology, risk factors, and pathophysiology. JAMA. 2009; 301:2129-2140.

Clark J.M., Diehl A.M. Doença hepática gordurosa não alcoólica: Uma causa sub-reconhecida de cirrose criptogénica. JAMA. 2003; 289:3000-3004.

D..H Birman, Investigação dos efeitos da Covid-19 em diferentes órgãos do corpo, Eurasian Journal of Chemical, Medicinal and Petroleum Research, 2(1), 2023, 24-36

Deurenberg P., Deurenberg-Yap M., Guricci S. Asians are different from Caucasians and from each other in their body mass index/body fat per cent relationship. Obes. Rev. 2002; 3:141-146.

F Delborty, "Can these environmental issues be resolved?", Eurasian Journal of Chemical, Medicinal and Petroleum Research, 1(3), 2022, 100-109

F Delborty, Efforts to Generate Green Energy, Eurasian Journal of Chemical, Medicinal and Petroleum Research, 1(4), 2022, 110-119

Fan J.-G., Kim S.-U., Wong V.W.-S. Novas tendências sobre obesidade e NAFLD na Ásia. J. Hepatol. 2017;67: 862-873.

Fazel Y., Koenig A., Sayiner M., Goodman Z.D., Younossi Z.M. Epidemiology and natural history of non-alcoholic fatty liver disease. Metabolism. 2016; 65:1017-1025.

Fried M., Yumuk V., Oppert J.M., Scopinaro N., Torres A., Weiner R., Yashkov Y., Frühbeck G. Interdisciplinary European Guidelines on Metabolic and Bariatric Surgery. Obes. Surg. 2014; 24:42-55.

Hankir M.K., Rullmann M., Seyfried F., Preusser S., Poppitz S., Heba S., Gousias K., Hoyer J., Schütz T., Dietrich A., et al. Roux-en-Y gastric bypass surgery progressively alters radiologic measures of hypothalamic inflammation in obese patients. JCI Insight. 2019; 4: e131329.

Hannah W.N., Jr., Harrison S.A. Lifestyle and Dietary Interventions in the Management of Nonalcoholic Fatty Liver Disease (Intervenções no estilo de vida e na dieta no tratamento da doença hepática gordurosa não alcoólica). Dig. Dis. Sci. 2016; 61:1365-1374.

Jou J., Choi S.S., Diehl A.M. Mechanisms of Disease Progression in Nonalcoholic Fatty Liver Disease (Mecanismos de Progressão da Doença na Doença Hepática Gordurosa Não Alcoólica). Semin. Liver Dis. 2008; 28:370-379.

K Lo Han, Investigation of Thermal and Catalytic Pyrolysis of Polyolefin and Rubbers, Eurasian Journal of Chemical, Medicinal and Petroleum Research, 1(4), 2022, 120-129

Kakizaki S., Takizawa D., Yamazaki Y., Nakajima Y., Ichikawa T., Sato K., Takagi H., Mori M., Kasama K. Doença hepática gorda não alcoólica em pacientes japoneses com obesidade grave que receberam cirurgia laparoscópica de bypass gástrico em Y de Roux

(LRYGB) em comparação com pacientes não japoneses. J. Gastroenterol. 2008; 43:86-92.

Kashyap S.R., Bhatt D.L., Wolski K., Watanabe R.M., Abdul-Ghani M., Abood B., Pothier C.E., Brethauer S., Nissen S., Gupta M., et al. Metabolic Effects of Bariatric Surgery in Patients with Moderate Obesity and Type 2 Diabetes: Análise de um ensaio de controlo aleatório que compara a cirurgia com tratamento médico intensivo. Diabetes Care. 2013; 36:2175-2182.

Kirk E., Reeds D.N., Finck B.N., Mayurranjan M.S., Patterson B.W., Klein S. Dietary Fat and Carbohydrates Differentially Alter Insulin Sensitivity during Caloric Restriction. Gastroenterology. 2009; 136:1552-1560.

Kleiner D.E., Makhlouf H.R. Histology of Nonalcoholic Fatty Liver Disease and Nonalcoholic Steatohepatitis in Adults and Children (Histologia da doença hepática gordurosa não alcoólica e esteatohepatite não alcoólica em adultos e crianças). Clin. Liver Dis. 2016; 20:293-312.

Lassailly G., Caiazzo R., Buob D., Pigeyre M., Verkindt H., Labreuche J., Raverdy V., Leteurtre E., Dharancy S., Louvet A., et al. Bariatric Surgery Reduces Features of Nonalcoholic Steatohepatitis in Morbidly Obese Patients. Gastroenterology. 2015;149: 379-388.

Le M., Devaki P., Ha N.B., Jun D.W., Te H.S., Cheung R.C., Nguyen M.H. Prevalência de doença hepática gorda não alcoólica e factores de risco para fibrose avançada e mortalidade nos Estados Unidos. PLoS ONE. 2017;12: e0173499.

Magkos F., Fraterrigo G., Yoshino J., Luecking C., Kirbach K., Kelly S.C., De Las Fuentes L., He S., Okunade A.L., Patterson B.W., et al. Effects of Moderate and Subsequent Progressive Weight Loss on Metabolic Function and Adipose Tissue Biology in Humans with Obesity. Cell Metab. 2016; 23:591-601.

Misra A., Bhardwaj S. The Importance of Nutrition as an Integral Part of Disease Management. Volume 78. S. Karger AG; Basileia, Suíça: 2014. Obesity and the Metabolic Syndrome in Developing Countries (Obesidade e Síndrome Metabólica nos Países em Desenvolvimento): Focus on South Asians; pp. 133-140.

Polyzos S.A., Kountouras J., Mantzoros C.S. Adipose tissue, obesity and non-alcoholic fatty liver disease (tecido adiposo, obesidade e doença hepática gorda não alcoólica). Minerva Endocrinol. 2017; 42:92-108.

S Margy, A Review of the Effect of Brain imaging- Short Review, Eurasian Journal of Chemical, Medicinal and Petroleum Research, 1(3), 2022, 88-99,

Salas-Salvadó J., Bulló M., Estruch R., Ros E., Covas M.I., Ibarrola-Jurado N., Corella D., Arós F., Gómez-Gracia E., Ruiz-Gutiérrez V., et al. Prevention of diabetes with Mediterranean diets: Uma análise de subgrupo de um ensaio aleatório. Ann. Intern. Med. 2014; 160:1-10.

Sanyal A.J., Brunt E.M., Kleiner D.E., Kowdley K.V., Chalasani N., LaVine J.E., Ratziu V., McCullough A. Endpoints and clinical trial design for nonalcoholic steatohepatitis. Hepatology. 2011; 54:344-353.

Schauer P.R., Hanipah Z.N., Rubino F. Metabolic surgery for treating type 2 diabetes mellitus: Agora apoiada pelas principais organizações de diabetes do mundo. Clevel. Clin. J. Med. 2017;84((Suppl. 1)): S47-S56.

Stefater M.A., Inge T.H. Bariatric Surgery for Adolescents with Type 2 Diabetes: Uma Estratégia Terapêutica Emergente. Curr. Diabetes Rep. 2017; 17:62.

Sumithran P., Prendergast L.A., Delbridge E., Purcell K., Shulkes A., Kriketos A., Proietto J. Long-Term Persistence of Hormonal Adaptations to Weight Loss. N. Engl. J. Med. 2011; 365:1597-1604.

T Mahmut, Hydropower plant and its environmental effects, Eurasian Journal of Chemical, Medicinal and Petroleum Research, 1(4), 2022, 130-137

T Motamedi, H Alizadeh Otaghvar, MJ Motamedi, Investigating the Causes of Re-Laparotomy Surgery in the Field of Gastrointestinal Cancer in Patients Referred to Rasul Akram (PBUH) Educational and Therapeutic Complex, Eurasian Journal of Chemical, Medicinal and Petroleum Research 2 (1), 2023, 37-46

Tong X., Yin L. Circadian Rhythms in Liver Physiology and Liver Diseases (Ritmos Circadianos na Fisiologia e Doenças do Fígado). Compr. Physiol. 2013; 3:917-940.

Última palavra

Devido à epidemia de obesidade que se espalhou por todo o mundo atualmente, decidimos compilar e apresentar-vos, meus caros, uma visão geral das cirurgias bariátricas e metabólicas neste livro.

Uma vez que a área do tratamento da obesidade é um campo muito dinâmico e fértil e que os métodos de obesidade e de cirurgia bariátrica estão a ser desenvolvidos e optimizados a par do avanço da tecnologia, espera-se que noutros livros possamos ter uma visão mais próxima e especializada.

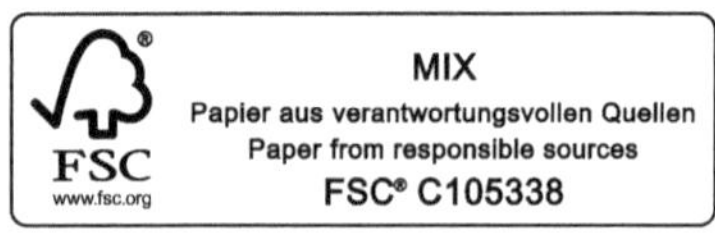

Printed by Books on Demand GmbH, Norderstedt / Germany